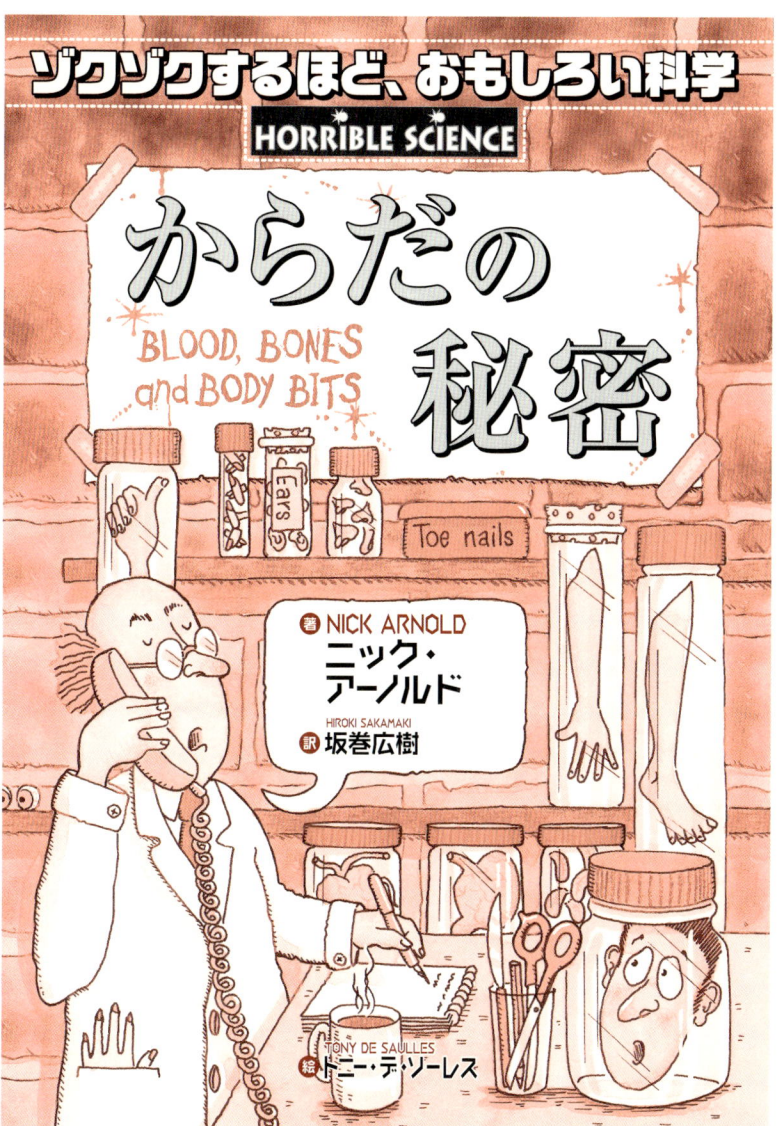

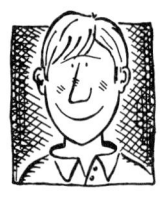

🖋 ニック・アーノルド
Nick Arnold

彼は、子供のころから物語や本を書いている。けれど、本シリーズを書いて、こんなに有名になるなんて夢にも思わなかった。

この本で扱われている研究は、病気を調べたり、喉(のど)がカラカラのヒルに血を吸われたり、恐〜い病(やまい)に出くわしたり……なんてことでいっぱい。実に奇想天外(きそうてんがい)なエピソードだらけだけれど、そのすべてが、ニックの心を奪ったのだ。

ニックは、この「ゾクゾクするほど、おもしろい科学」シリーズに取り組んでいない時、大学で大人相手に講義をしている。彼の趣味は、ピザを食べたり、自転車に乗ったり、くだらないダジャレを考えたりすること(もちろんこれらをいっぺんにするわけではないけれど)。

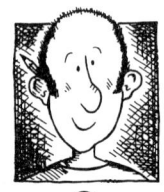

🎨 トニー・デ・ソーレス
Tony De Saulles

彼は、オムツをつけていたころからクレヨンを手に取り、それ以来ずっといたずら書きに励んでいる。

彼は「ゾクゾクするほど、おもしろい科学」シリーズに大いに共感し、「手術室では一体、何が行なわれるか」の実地調査に協力してくれさえした。

運のいいことに、彼は今、完全復活を遂(と)げている。

トニーは、スケッチブックを持って外にいない時、詩を書いたり、スカッシュをしたりするのが好き。けれど、まだスカッシュについての詩を書いたことはない。

HORRIBLE SCIENCE
BLOOD, BONES and BODY BITS

by Nick Arnold
illustrated by Tony De Saulles
Text copyright ⓒ Nick Arnold, 1996
Illustrations copyright ⓒ Tony De Saulles, 1996
Japanese translation rights arranged with Scholastic Limited, London
through Tuttle-Mori Agency, Inc., Tokyo

はじめに

人体には、おどろくべき秘密がいっぱい

科学なんてうんざりだ！ でも、科学の中でも、いちばんゾクゾクして、ため息が出てしまうようなものって何だ？

それは何といっても、「人体」の科学だろう。

血、はらわた、骸骨なんて、考えただけでも、足がゼリーみたいにブルブル震えちゃうでしょ？

医者や教師たちは、君の体のパーツに、舌がもつれてしまうような、うんざりする名前をつけて呼んでいる（医学生になると、新しい医学用語を1万語もおぼえなくてはならないって知ってた？）。

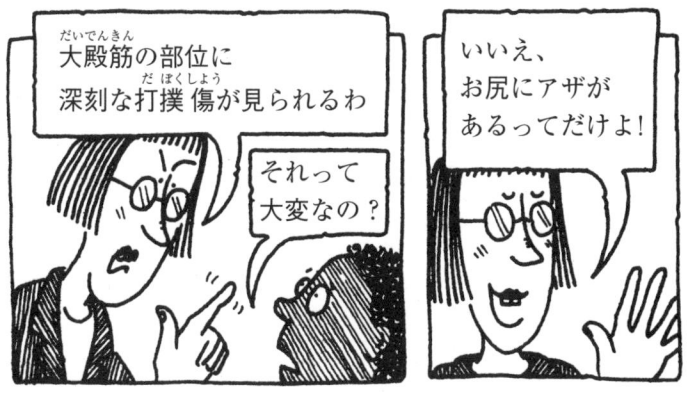

でも、科学は専門家だけのものではない——科学はみんなのもの。だって、みんな、体の所有者なんだから——それに、君には、自分の体で一体、何が起きているのか（どうして、ゴロゴロ、ギーギー、ピチャピチャいったりするのかなど）について知る権利がある。

それこそが、この本で扱っている内容。つまり、**君が君の体**について本当に知りたがっていること。ゾクゾクするくらいおもしろいことだ。

この本を読めば、君の内臓に潜んでいる何十億という細菌が何をしているのか、脳を半分に切ったら人間はどうなってしまうのか、

なぜ医者はネバネバしたヒルを患者につけたりしていたのか、がわかるんだ。

科学がむずかしいものだと思ってる？　だとしたら、この本が君の考えを変えることになるはずだよ。

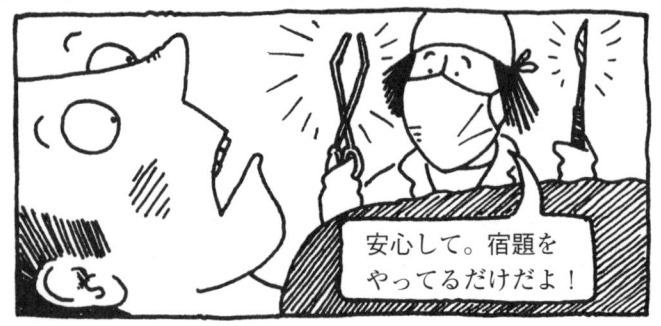

そして、骨について骨を折って勉強したり、体の内部について秘密情報を聞いたりすれば、どうかな？　もしかしたら、体のことをゾクゾクするくらいおもしろいって思うようになるかもしれない。

そうしたら、お医者さんに自分のマメ知識を披露したり、うんざりするような科学的な事実を駆使して、大人の目をくらませたりすることだってできる（人の目玉にいたずらするってことではないよ）。

ただひとつだけ確かなこと。それは、科学がもう以前の科学ほど退屈ではなくなるってことだ！

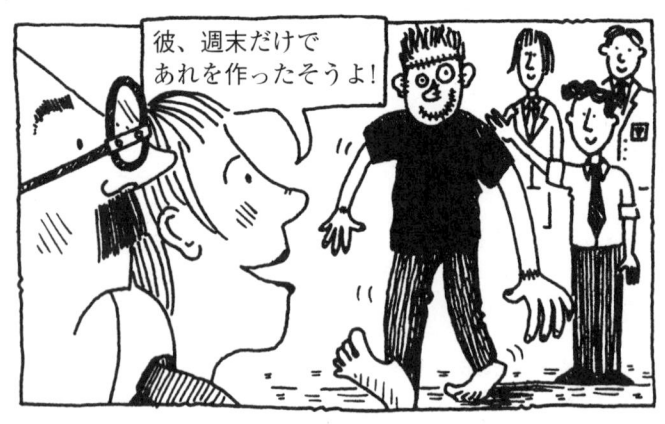

はじめに

人体には、おどろくべき秘密がいっぱい 1

ステキな僕らの体の中

- まれに見る気色悪い発見 7
- 死体を手に入れるのは大変！ 8
- 体のジグソーパズルにトライ!? 9
- 知られざるマニアックな人体のパーツ 14
- 体の中は異常なし？ 15
- 体の中には、生きている秘密の小部屋がある？ 15
- 人体の品質管理をするツール 16

皮膚は高性能だ！

- 皮膚の実体ファイル 19
- 困った皮膚病 20
- 外科医がはじめた鼻の仕事 21
- 皮膚はかくされたハイテクな世界 22
- "人体スーツ"の魔法のメカニズム 22
- 皮膚の働き……、自分の体で実験できる 26

毛と爪の正体を見よ

- 毛・爪の実体ファイル 27
- 身の毛もよだつ毛 28
- 思わず爪を嚙んでしまうような話 29
- 栄光の記録に挑戦してきた人たち 29

驚異的な_{センセーショナル}　感覚_{センス}器官

- 敏感な感覚の○×クイズ 32
- 皮膚の下にあるのは、どんなセンサーか？ 33
- 痛みについてのいいニュースと悪いニュース！ 35
- 痛々しい真実を教えよう 36
- まさに驚異的な君たちの視覚 36
- "目玉カメラ"の秘密 36
- 目玉の働き……、自分自身で調べてみる？ 38
- 目玉のお手入れ──知っておくべき8つのポイント 39
- 古代ローマの残酷な光景を見た？ 41

- ●不味い味とひどい悪臭　41
- ●なぜ、不味い味を感じなくてはならないの？　41
- ●ひどい悪臭の正体は？　42　●嗅覚は、驚異的に敏感！　43
- ●耳の働きを知ろう　44
- ●緊急警告！　乗り物の中で読んでいる君へ　45
- ●なぜ、あくびをすると耳の中で変な音がするのか？　46
- ●五感から集められた情報はどこへ？　47

摩訶不思議な脳

- ●灰色のかたまりの1日って？　48　●神経の実体ファイル　49
- ●信号はどうやって伝えられるの？　49　●無鉄砲な反射　50
- ●反射のテスト……、自分自身で調べてみる？　51
- ●摩訶不思議な脳の実体ファイル　52
- ●先生の脳みそ見学ツアー　53　●(1)大脳　53　●(2)視床　54
- ●(3)大脳辺縁系　54　●(4)小脳　55　●(5)脳幹　55
- ●(6)視床下部　55　●(7)松果体　55
- ●切り落とされた頭の実験　56
- ●友だちの脳の働きを調べる簡単な方法　58
- ●驚きの脳パワーで人を困らせる　59　●学習の不思議　59
- ●こんがらがった脳　61　●虫歯の歯医者がひらめいた話　61
- ●脳の不思議な就寝時間　64　●安心して眠れる3つのレッスン　65

骨と震え (ボーン と グローン)

- ●骨は体重の25パーセントも占める　68　●骨の実体ファイル　69
- ●骨の内部事情！　70　●先生の骨をガタガタ震わせるテスト　70
- ●先生の得点診断　72　●さまよえる骸骨　72
- ●関節はどのように動くか？　75　●ラッキーな靭帯　76
- ●汁のしたたる関節は、スムーズに動く　76　●悲鳴を上げる筋肉　77
- ●悲鳴を上げる筋肉の実体ファイル　77　●筋肉を観察してみる　77
- ●筋肉の、マジメな動かし方　78
- ●こんな筋肉があるのを知っていますか？　78
- ●運動するのは体に悪いの？　80

消化機能は気色悪い

- ●消化腺が分泌する液体はどのくらいの量？　83

- ●酵素の働き……、自分自身で調べてみる？ 84
  - ●ゾクゾクするくらいの健康食 85
- ●栄養たっぷり。でも食べたくないサンドイッチ 86
  - ●ゾクゾクするくらいの不健康食 87
- ●ゾクゾクするくらいの健康をキープするには 89
  - ●なぜ、ビタミンは大切なのか？ 90
  - ●病気のニワトリのミステリーを追え！ 91

身の毛もよだつ内臓

- ●身の毛もよだつ内臓の実体ファイル 94
- ●口の奥には何があるか……、自分自身で調べてみる？ 95
- ●内臓への入り口、歯の話 95 ●「飲み込む」というのは複雑な作業 97
- ●一度は行ってみたい内臓ツアー 98 ●趣味の悪い科学者たち 101
  - ●催吐剤による実験 101
  - ●お腹にポッカリ穴が空いた人間の研究 103
- ●体重についての重たいお話 106 ●肝臓の実体ファイル 107
  - ●ステキな肝臓 107
- ●身の毛もよだつゴミ処理・その１──茶色いヤツの秘密 108
- ●身の毛もよだつゴミ処理・その２──黄色いヤツの秘密 109
  - ●腎臓の実体ファイル 109 ●腎臓のメカニズム 109
  - ●オシッコの色で病気がわかる？ 110

血なまぐさいパーツ

- ●血液の実体ファイル 112
- ●血液の中には驚異的な数の"何か"がある 113
- ●血管の道路標識 115 ●血も凍るほどおそろしい話 116
- ●血に飢えた医者 118 ●気味の悪いなぞなぞ 119
- ●動き続ける心臓 120 ●動き続ける心臓の実体ファイル 120
  - ●心臓のドキドキする断面図 121
  - ●鼓動の仕組み……、自分自身で調べてみる？ 122

息を飲むほど興味深い肺

- ●息を飲むほど興味深い肺の実体ファイル 124
- ●呼吸の内部事情 125 ●呼吸する場所 125
  - ●先生をテストする 126

- シャックリが止まらないと死んでしまうって本当？ 128
  - 発声の仕組み……、自分自身で調べてみる？ 129
- 肺の音響効果 130 ● あくび 130 ● 笑い声 131
- 泣き声 131 ● 息を吸うのはよくないこと 131
- さらにいいニュース 132 ● 本当に悪いニュース 133

細菌はどう猛なモンスター

- 小さなモンスター 134 ● どう猛なバクテリア 134
- 病気を引き起こす菌たち 135 ● 体の逆襲 137
- 感動はできない涙、涙の物語 137 ● 細菌から身を守る精鋭部隊 138
- 免疫システムの実体ファイル 139 ● 君の体を守る戦士たち 140
  - 信じられないくらい免疫力を上げるには 141
  - これぞ予防接種 142 ● 天然痘の根絶 145

どんどん成長する君の体の秘密

- 親戚による痛み 147 ● 信じられない話 148
- すごく単純な答え 149 ● 痛々しいほど複雑な答え…… 149
  - ゾクゾクするようなホルモンの実体ファイル 149
  - ゾクゾクするようなホルモンの問題点 151
  - 生命が誕生する神秘 151
  - 小さなものが、ありとあらゆるものに変化する 152
- 驚きの幼児期 153 ● ゾクゾクするような老齢 154
- 驚きの老齢 155 ● ゾクゾクするような真実 156

装幀――本澤博子

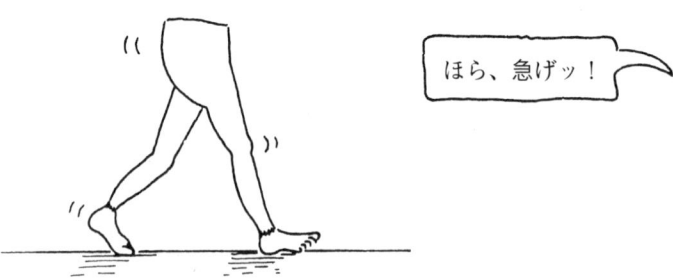

ステキな僕らの体の中

まれに見る気色悪い発見

　午前零時過ぎ、雨が寂しげな屋根裏部屋の窓ガラスを激しく叩く。ロウソクだけがぼんやりと灯るその部屋で、フランケンシュタイン博士は、切り刻まれた死人の体を組みあわせて作り上げた生き物を、恐怖に言葉もなく見つめていた。

　想像を絶する醜さ。すると突然、ブルブルッという身震いがその生き物の体を伝った。かと思うと、その生き物は深い眠りから目覚める巨人のように動き始めたのだった……。

　心配しないで！　これはただの物語。『フランケンシュタイン』は200年位前にメアリー・シェリーという作家によって書かれた小説で、実際に何体かの死体のパーツをつなぎあわせて、ひとりの人間を作った人はいないんだ、今はまだ……。もし君がそれに挑戦したいというのなら、こんなアドバイスを……。

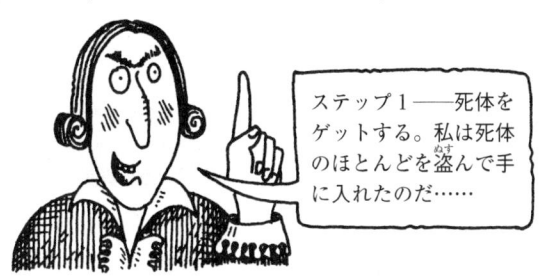

ステップ１——死体をゲットする。私は死体のほとんどを盗んで手に入れたのだ……

　死体を盗むなんてちょっとビックリしてしまうかもしれないけれど、フランケンシュタイン博士が生きていた時代には、解剖用の死体が不足していたということを忘れないで。多くの国々では、死体の解剖というおそろしい実験が違法行為とされていたんだ。だから、科学者たちは困ったわけ。

　だって、人体の神秘を解き明かすには、死体の解剖——つまり、切り刻む以外には方法がなかったのだから。それで悩みに悩んだ挙げ句、科学者の中には法を犯すという暴挙に出る者もいたんだ。

死体を手に入れるのは大変!

　死体泥棒とは死体を盗むことに熱心な人たちのこと。彼らは、医者たちが高額を支払ってでも解剖用の新鮮な死体を手に入れたがっているということを知ってたんだ。

　さてここで、君に、むかし行なわれていた死体入手のノウハウを紹介しよう。

　第１の方法——死刑にされた死体を盗む。これは、アンドレアス・バーサリアス（16世紀の有名な科学者）がベルギーのルーバンという古い町に住んでいた時に用いた方法。

　①暗くなるまで待つ。

　②死刑執行現場の近くへ行き、屍となった罪人を見つけて脇へ除けておく。

　③死体をパーツごとに切って、コートの内側に隠せるようにする。そうすれば、途中で人から怪しまれて変な質問をされずに死体をこっそり持ち帰れる。

　④持ち帰った死体を寝室などに隠しておき、後でつなぎあわせれば、完了。

　ただ死体の一部をなくしてしまうようなことがあったら、ちょっと面倒なことになるよ。

　第２の方法——お墓から盗む。この方法は、19世紀にイギリスやアメリカで用いられていた。

　①暗くなるまで待つ。必要なものは、木製の鋤、ランプ、丈夫なシート、フック付きのロープ、バール、大きな袋。

　②墓地へ行く。お墓に永眠している故人の親戚や牧師さんが近くにいないことを確認する。もしいれば、怒ってお墓を掘り起こさせてくれないだろうから。

③お墓を掘り起こす。掘り起こして出た土は用意しておいた丈夫なシートの上に載せ、後で穴を埋められるようにする。こうしておけば、後で散らかし放題にした挙げ句にやる気を失うことはない。

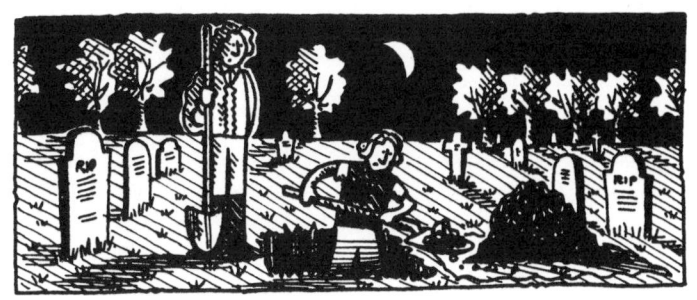

　④棺にフックをかけて持ち上げ、バールを使ってこじ開ける。シーッ！　静かにね！
　⑤大きな袋に死体を入れる。穴を元通りに埋めて逃げる。
　これら一連の作業を1時間以内にやり終えなければならない。おっと、シートを忘れずに！

体のジグソーパズルにトライ⁉

　どうにかしてパーツごとに切られた人体を入手できたとしよう。そうしたら、次のステップ——君自身のモンスター・フランケンシュタインを組み立てよう！

　普通のジグソーパズルと違って、端っこ（皮膚）ではなく真ん中の部分から作業し始める。ちゃんと適切な部位に適切な部品を使うこと。もしモレがあったりしたら、動かないよ。万が一、失敗してしまった場合は、体を切開してやり直し。

　次に、参考までに体のパーツをリストにまとめておこう。

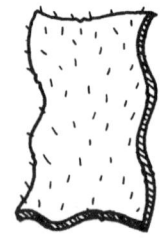
よ〜く伸びる皮膚
防水・防菌加工された、とても大きなカバー。他のどんな衣服よりも優れており、傷ついた際の自己再生機能に加えて、温度調節機能までついている。また、体の各部位を定位置に固定する役割もある。

ぶるぶるする脂肪
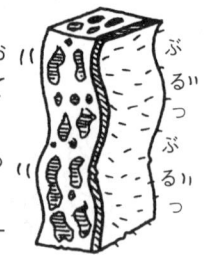
皮膚の下にぴったりフィット。お腹やお尻の辺りには分厚い脂肪がぶるぶるしている。脂肪は寒さから身を守り、また、君のモンスターが食べるお菓子などから摂取される糖分の貯蔵庫にもなっている。朝のジョギングをすれば、その糖分の一部がエネルギーとして燃焼されるんだ。

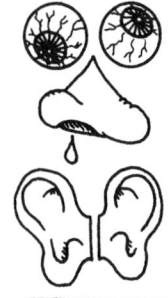
目玉、耳、はなの垂れた鼻
それぞれ、視覚、聴覚、嗅覚に欠かせない。特に重要な部分は目に見えないところにあるハイテク装置で、感覚器官によって受け取られた情報を信号にして送り、脳がその信号を解読する。くれぐれも神経の配線を間違えないように！

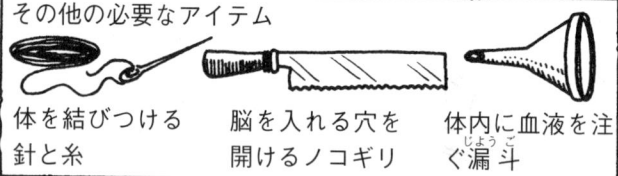

その他の必要なアイテム

| 体を結びつける針と糸 | 脳を入れる穴を開けるノコギリ | 体内に血液を注ぐ漏斗 |

めちゃめちゃデリケートな神経

モンスターの信号伝達システム。何が起こっているかを脳に伝え、脳からの命令を受け、怠け者の筋肉に労働を課す。神経は体の至る所、まさに頭のてっぺんから足の先まで張りめぐらされているが、中枢神経はすべて背骨にある脊髄に集中している。

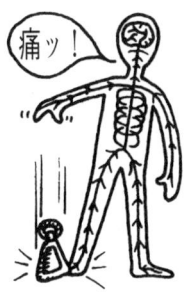

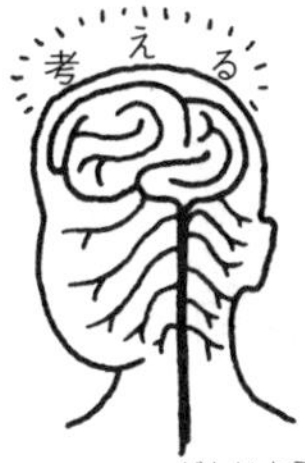

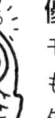

優秀な脳

モンスターの体の重要部分で、ボスみたいなもの。頭蓋骨内の上の方にソーッとしまって、外から守ってあげよう。脳はモンスターの記憶や人格のすべてを司っているから、取り扱いに注意！

すこぶる頑丈な骨組み

人によって個人差はあるけれど、大人の骨の数はなんと206本。それらはすべて、体を、しぼんだ風船みたいにならないように、まっすぐ支えてくれてる。骨組みに間違いがないように注意しよう。特に、足1本を作り上げている26本の骨は手強いぞ。

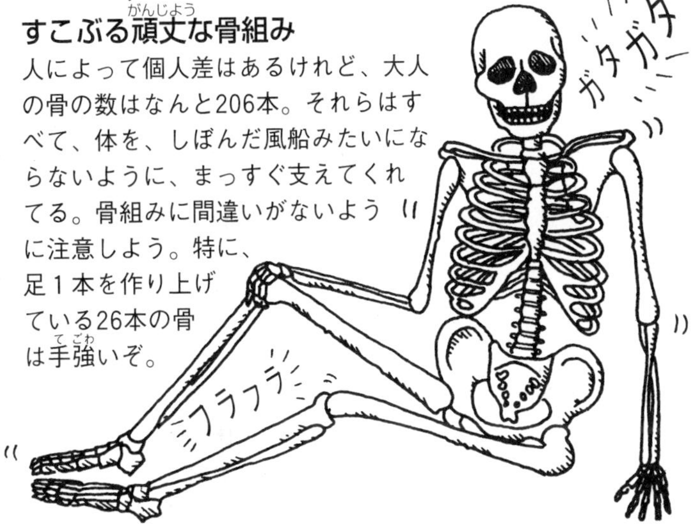

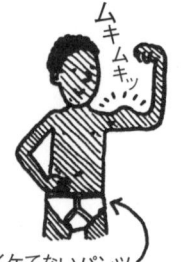

イケてないパンツ

ムキムキ強い筋肉

"モリモリ"ではないにしても、みんなに筋肉がついている。それも何百という数の筋肉が。それぞれの筋肉を正しく体につなげよう。そうでないと、変な動きをしてしまうぞ。片方の手の平には20の筋肉がある——モンスターが1歩進むだけで、200もの筋肉が使われるんだ。

タフな歯

体の中でいちばん硬いパーツ——ゴムみたいにグニャグニャした学校の給食にだって対応できるお墨付き。ちゃんと間違えないように取りつけよう。それから、毎日の歯磨きを欠かさないよう、モンスターに教えることも忘れずに。

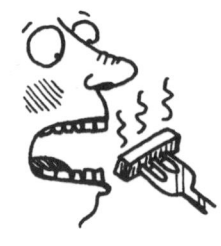

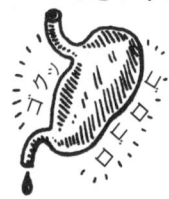

気色悪い胃

ビチョビチョした筋肉の袋。その中は、溶けかけの食べ物のカスや胃液で満たされている。うーん、ステキ！　でも、胃は食べ物を消化するのに必要不可欠。これがないとモンスターが消化不良になってしまう。

ステキな肝臓

茶、紫、赤などの色をした、厚さ15センチ位のかたまり。ステキ。このパーツはモンスターの体内に備えつけられた化学工場で、500以上の仕事をこなしている。"肝臓"と呼ばれるのは、この臓器なしで"生きる"なんて無理だから（笑）。位置はお腹の横隔膜（呼吸を助ける筋肉）の下の辺り。

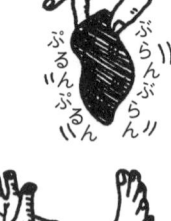

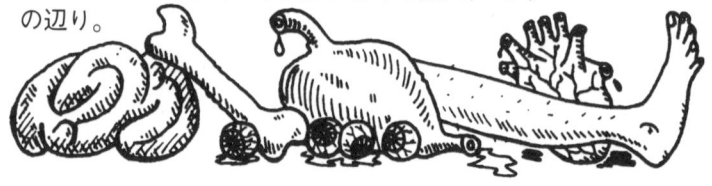

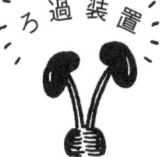

賢い腎臓(じんぞう)

血液のフィルター（ろ過装置）。モンスターの体から無駄になったものを取り除いてくれる。腎臓は体の左右にひとつずつあり、自分から見て左側にある方が少し上についている。

ねっとり美しい血液

体内の輸送システム。肺から吸い込まれた酸素や栄養となるごく小さな食物を体に運ぶ。でも、こんな仕事はまだまだ序の口(くち)。血液に含まれる白血球は細菌や異物から身を守り、血小板(けっしょうばん)は傷などの治癒(ちゆ)を促進する。血液の量は膨大(ぼうだい)で、モンスターには、このねっとりとした赤い液体が5〜5.5リットルも必要なんだ。

働き者の心臓

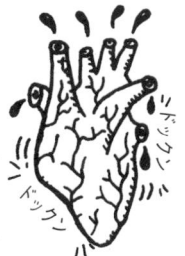

血液を体内に循環させるポンプとして働く、重要な筋肉のかたまり。心臓の位置を間違えないように注意が必要——位置は胸のちょっと左側だ。また、左右もあべこべにしないように——左にある部分は血液を体内に循環させ、右にある部分はただ肺に血液を送るだけ。

泡(あぶく)だらけの肺

スポンジ状でペアになっている大きな送風器。6リットルの空気を溜(た)めることができる。モンスターは体内細胞の生命維持(いじ)のために、空気を吸って酸素を吸収しなければならない。

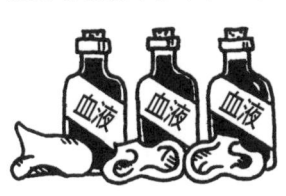
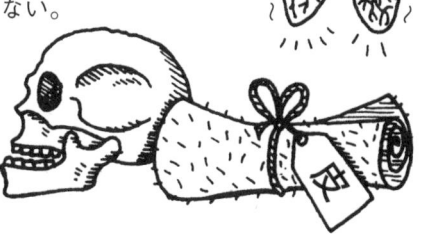

知られざるマニアックな人体のパーツ

体のパーツには、よく知られているものもある。脳を知らない人はいないし、お腹がグーグー鳴れば、その音は胃袋からしているとすぐわかる。でも、あまりよく知られていないパーツは？ 次のパーツの中で、へんてこりんすぎて本当は存在しないものはどれだろう？（もしあるはずのないパーツの場所がわかったら、得点は倍！）。

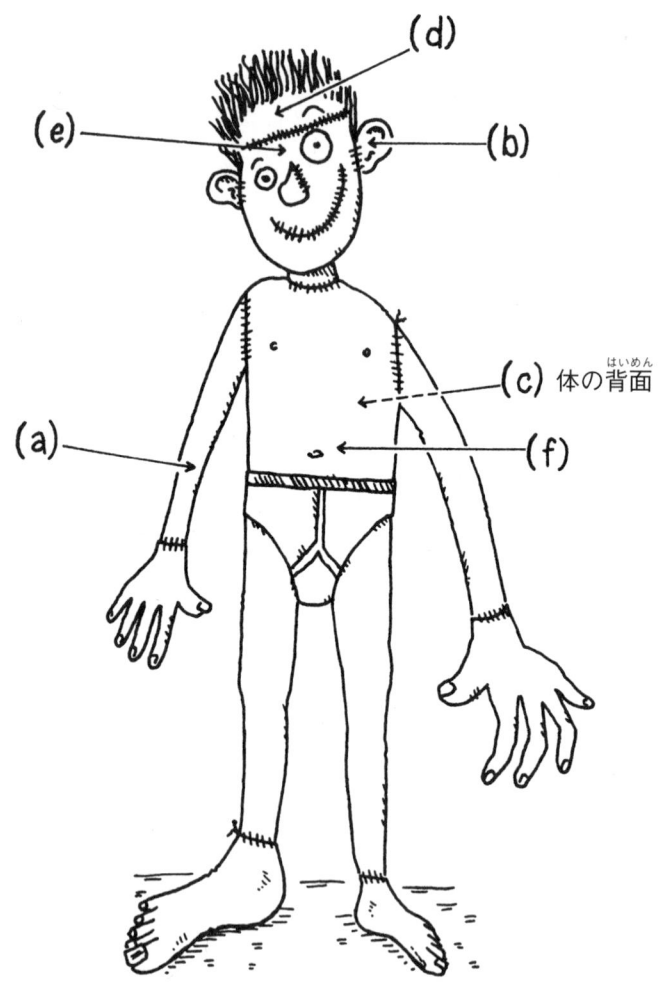

①卵形の窓（和名：卵円窓）
②おかしな骨（和名：尺骨の端）
③アルノルドの運河（和名：アルノルド管）
④願かけ骨（和名：暢思骨）
⑤ブーメラン骨（和名：藪蛇骨）
⑥ファブリキウスの船
⑦バイシクル腱（和名：自転車腱）
⑧レーンのねじれ（和名：レーン帯の捻転）
⑨モリスの腎臓箱
⑩ブルーメンバハのくぼみ（和名：マンモスゾウの窩）

答え：④⑤⑦⑩などというシロモノはない。(b)①――聴覚システムの一部分。(2)(a)世界中でたくさんあること、(3)(d)鎖骨の中にある。(6)(9)鳥類骨の一部、(8)(f)小腸の端または膝の裏にある。(c)⑥腎臓近辺のくぼみ。

体の中は異常なし？

モンスター・フランケンシュタインを組み立てながら、ときどき各パーツの調子を確認してみよう。顕微鏡で細胞を覗き込み、ちゃんと生きてるかどうかをチェックするとか……。

体の中には、生きている秘密の小部屋がある？

君の体は、約1000億個の生きた細胞（小部屋）から成り立っている。それが生きているかどうかは一目瞭然。生きた細胞内では様々な化学変化が絶え間なく起こってるからね。

ただ、細胞というのは、化学物質がいっぱいに詰まったゼリー状のボールみたいな形をしていて、とっても小さいんd。

だから、顕微鏡なしではとても見ることができない。細胞を何千個集めても、君にかかれば、この文の最後のマルみたいに捻り潰されてしまう程度でしかないんだ。

ステキな僕らの体の中

細胞の中——それはまさに神秘の世界。エネルギーを作り出す"ミトコンドリア"というのがあったり、通路や貯蔵庫があったりする。細胞にはそれぞれ核があって、そこに新しい細胞を作り出す情報が詰め込まれている。時には、ひとつの細胞がふたつに分裂することだってあるんだ。

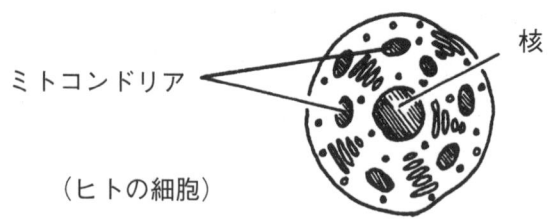

（ヒトの細胞）

人体の品質管理をするツール

　モンスター・フランケンシュタインを組み立て終えたら、便利だけれどちょっと見た目が恐い道具が必要。それらの道具を使って、モンスターの体内が正常かどうかをチェックしよう。

　X線　次に挙げる道具には、X線を必要とするものもある。X線は特殊な光線で、目には見えない。それに、皮膚や筋肉、そして、脂肪などは通り抜けてしまう。けれど、硬い骨を通り抜けることはできない。だから、X線写真で骨の様子を確認できるんだ。

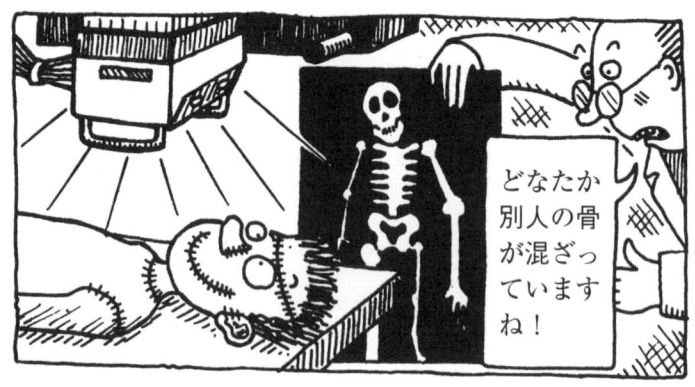

CAT（X線体軸断層撮影装置） この驚くべき機械なら、X線によってモンスターの脳の断面をスキャンし、その結果をコンピュータ画面で確認できる。

血管造影図 モンスターの血管に化学物質を注入し、撮影されたX線写真。

それから、体の至る所に取りつけられた管の数々。それらを通して、体の各部分をチェック、チェック。これらの管に含まれるのは……。

内視鏡 先端にライトがついている、長くてクネクネした管。喉から差し込んで胃や内臓を覗くのに適している。

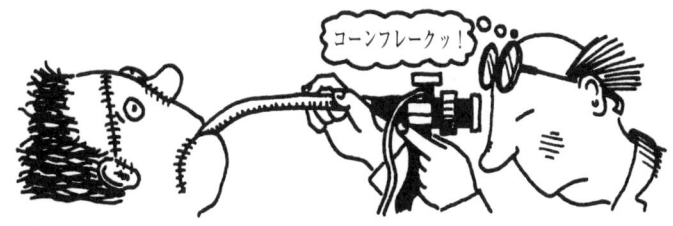

検眼鏡 明るい光を使って眼球の中がどうなっているかを見る装置。

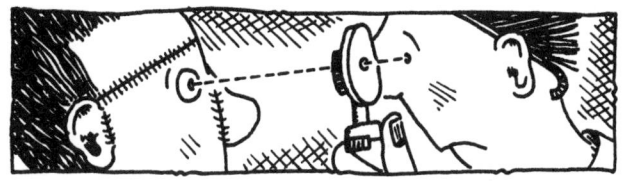

関節鏡 モンスターの関節内部を覗く、ちょっと望遠鏡みたいな管。

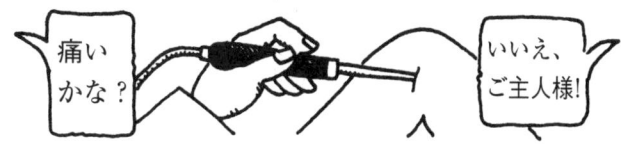

ステキな僕らの体の中

耳鏡　モンスターの耳の穴を照らして見やすくする、懐中電灯みたいな装置。

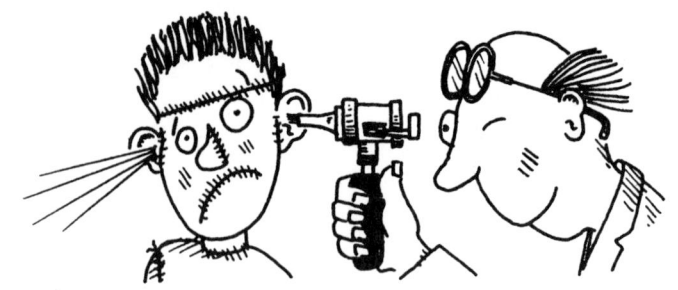

　以上の装置はすべて、とても役に立つものばかり。もしこれらの装置がなかったら、体内で何が起こっているのかを知るのはゾクゾクするくらい大変だっただろうからね。その体内への行く手には、通常、汗まみれの皮膚の層が待ち受けている。まずは、その汗まみれの皮膚をじっくり見てみることにしよう。

皮膚は高性能だ！

　部屋の隅を眺めてごらん。爪、毛、皮膚のカス……、ステキなコレクションが見つかった？　えっ!?　皮膚のカス？
　そう——夏の朝なんかに、細かい塵が日光に照らされて舞い飛んでいたりするでしょ？　あれはたいてい、体から剥がれ落ちた皮膚のカス——毎日剥がれ落ちている100億もの皮膚のカスのほんの一握りなんだ！

皮膚の実体ファイル

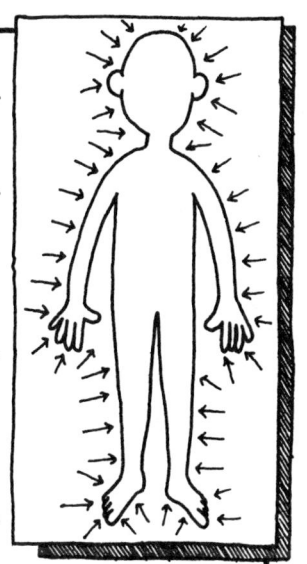

名称：皮膚

位置：体の外側一帯。

プラス面：体温を適温に保ち、バイ菌から身を守る。

マイナス面：つらい皮膚病にかかることがある。たとえば、おでき、吹き出ものなどなど。

驚きの特徴：大人の皮膚を引き伸ばすと、2㎡にもなる。子供の皮膚は1.5㎡くらい。体の中でいちばん重いパーツは、何を隠そう、この皮膚。個人差はあるけれど、だいたい2.5～4.5キロもあるんだ。

困った皮膚病

　医者というのは食事中に本を読むのが何よりも大好きだ。しかも、彼らのお気に入りと言えば、皮膚病の実例写真なんかが載っているカラフルな医学雑誌だからたまらない。ウゲェ〜ッ！　次に、君が医者に向いているかどうかの適性検査をしてみよう。イラスト中の数字が指し示すのはどの状態だろう？

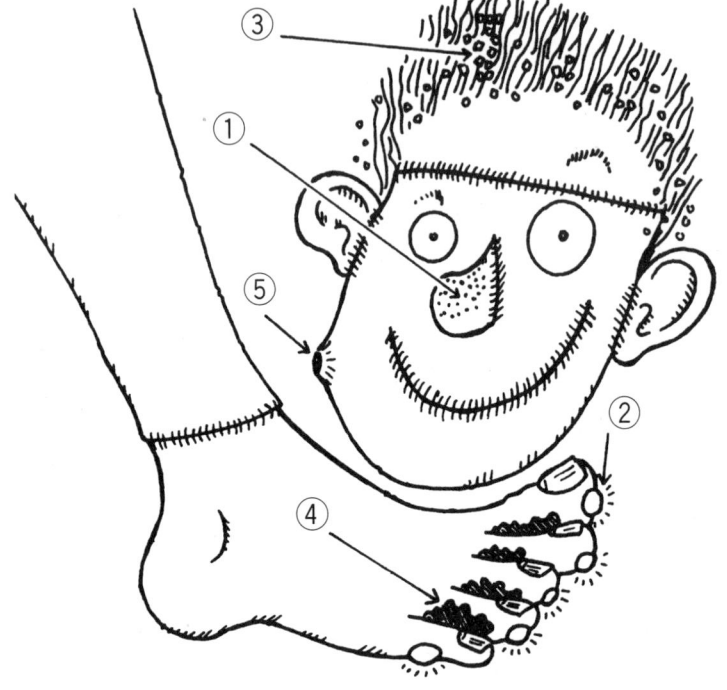

　(a)足の指に繁殖する菌で、皮膚が剥がれ落ちてしまう。
　(b)汗や脂で詰まってしまった腺の開口部——破裂して膿をまき散らすまで膨れ上がる。
　(c)足の指にできる、痛み、痒みをともなう出来物で、寒さによって血のめぐりが悪くなるために発症する。
　(d)脂と混ざりあった、死んだ皮膚細胞のかたまり。

(e)脂っぽい死んだ皮膚細胞で、空気に触れると黒く変色する。

答え：①(e) 顔の毛穴の詰まり、②(c) しもやけ、③(d) ふけ、④(a) ひっかき傷、⑤(b) おでき

外科医がはじめた鼻の仕事

皮膚病の反乱ぶりがあまりにひどいようだったら、形成外科手術（整形）をして、その部分を取りかえるという最後の手段がある。

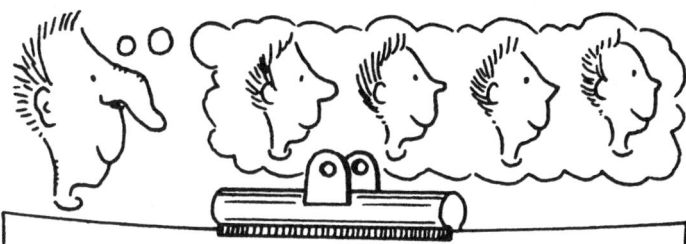

こんなこと、知らなかった！

現代では、形成外科医によって体の表面に変化をつけられる。つまり、皮膚を取ったりつけたりして、外見を変えられる。お金さえあれば、体のどんな部分だって。その整形手術、世界で初めて行なわれたのは、今からおおよそ2000年も前のインド！　当時のインドでは、犯罪を犯すと鼻を切り落とされてしまっていた。でもある日、鼻の傷なんて額から皮膚を取ってきて縫いあわせたり、頬の肉で覆ったりして隠せるのではないか、とひらめいた人がいたというわけ。そして、その考えがイタリアのシチリアというところで残酷なものへと発展していく。ブランカという名前の外科医が、奴隷の鼻を切り取って、戦闘で鼻を失った別の患者に縫いつけてしまったんだ！現代では、この手術は"皮膚移植手術"と呼ばれている。

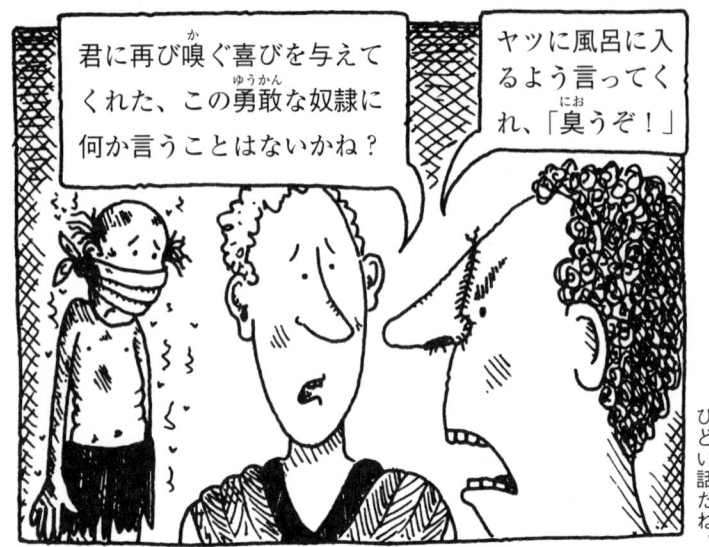

　皮膚の外側って、ビックリしちゃうくらいゾクゾクするでしょ？　でも、その内側も、ゾクゾクするくらい**ビックリ仰天**なんだ。

皮膚はかくされたハイテクな世界

　19ページにも書いたけれど、大人の人間の皮膚を剥がして広げると（ゾクゾクする作業だけれど）、約2㎡の大きさになる。それが子供の皮膚なら、約1.5㎡くらい。皮膚は体の中でいちばん重いパーツなんだ。

　なんと、買った食べ物でいっぱいになったスーパーのビニール袋くらい重たいんだ！　でも、皮膚のいちばん外側の層は1ミリ以下の薄さ。そんなに薄いのに装備は満載。

　温度センサー、血管、脂肪、汗腺などなど……、盛り沢山。不思議でしょ？　だったら、皮膚のことを未来の超ハイテクな宇宙服とでも考えてみればいいよ。どう？　着てみる？

"人体スーツ"の魔法のメカニズム

　今まで着たことのある服よりもっと快適な服を着たいなんて思っ

たことある？ 暑い時には涼しく、寒い時には温かくなるような、そんな服。

だったら、新しい"人体スーツ"を着てごらん。ところで、知ってるかな？ 君はもうすでに人体スーツを着ているんだよ！ そう、君が生まれた日に授かったスーツのことさ！

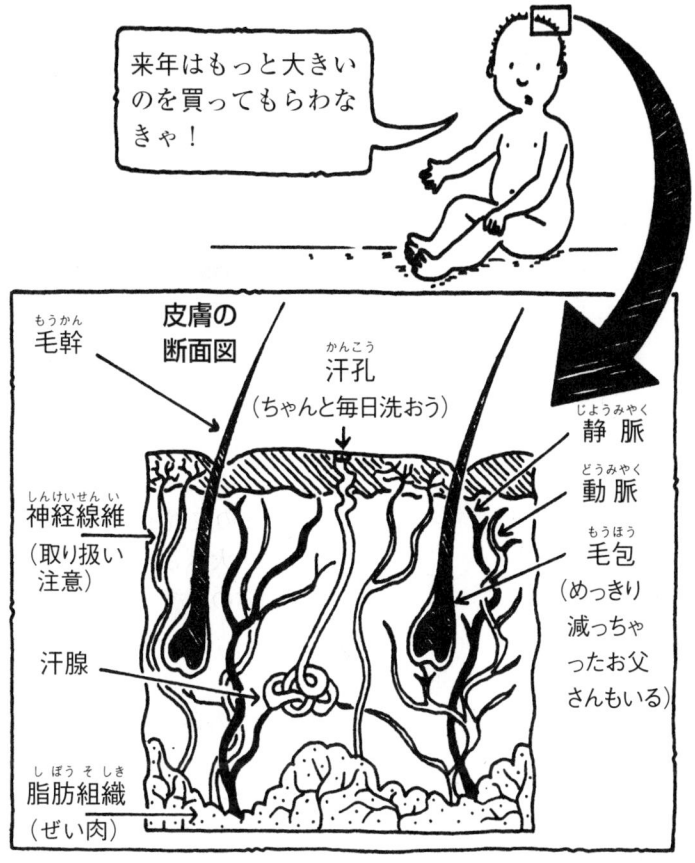

驚きの特徴だよね。この"人体スーツ"特有の、魔法のようなメカニズムを友だちに教えて、ビックリさせてみよう！

おどろきの品質が実現！
人体スーツ

新生児にはもれなく一着無料贈呈！

色褪せなし

色の種類

表

ユニークな安全性
光互変性色（フォトクロミック）

①"人体スーツ"の色はメラニン色素によって決定し、十人十色。メラニン色素の含有量（がんゆうりょう）は各スーツで個人差がある。

②普通の服は陽にあてると色褪せてしまうけれど、"人体スーツ"なら日光の下でも大丈夫。色を黒っぽくして、有害な紫外線からスーツを着ている人を守ってくれる。そのために、メラニン色素を増やすことだってできるんだ。

自動冷却装置（じどうれいきゃくそうち）

③この装置はスーツが熱すぎる時に発動する。水冷式パイプから汗を放出して、"人体スーツ"の表面温度を下げる。

④どの"人体スーツ"にもこの小さな水冷式パイプ（汗腺）がついていて、その数はおよそ300万。それぞれのパイプはコイル状にしっかりと巻かれていて、まっすぐに伸ばすと1メートル以上にもなる。パイプを全部伸ばしてつなぎあわせると、なんと50キロにもなるんだ。

使用上の注意

⑤自動冷却装置は、炎天下では1時間に1.7リットルもの汗を放出してしまうので、十分に水分を補給すること。

⑥脇の下や股の間の汗には、バイ菌の大好物である物質が含まれている。ペロリッ！ 汗をかいて放っておくと、バイ菌のせいで不潔で悪臭を放つようになってしまうよ（周囲の人のためにも、「取り扱い説明」の⑨を参照してね）。

⑦汗の臭いを防ぐために、デオドラント（防臭剤）をつける人もいる。これは、冷却装置の穴を塞ぐことで臭いを抑えるという仕組み。ただ、幸か不幸か、たいていの汗は止められるものではない。もし止まってしまったら、"人体スーツ"がオーバーヒートしてしまうからね。

自然治癒装置

自動冷却装置

裏

お手入れ簡単

紫外線カット

取り扱い説明

⑧"人体スーツ"には自然治癒装置が備わっているから、ほとんどお手入れ不要。切れたり傷ついたりしても自然に再生。

⑨お手入れは、石鹸と水で"人体スーツ"の表面を洗って、汚れを落とすだけ。絶えず再生準備をしているから、洗うと表面が擦れてなくなってしまうのではないか、などという心配はご無用。

皮膚の働き……、自分の体で実験できる

この実験をするには、少々熱いお風呂に入らなければならない。大丈夫――偉大な発見にガマンというものはつきものだから。

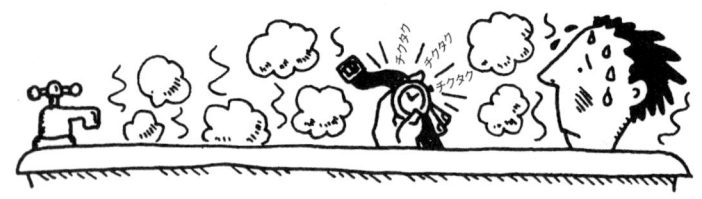

①皮膚の温度が上昇すると何が起こるかに注意しよう。皮膚は何色になる？
(a)赤
(b)青
(c)白

②時計を使って、皮膚に皺ができるまでの時間を計ってみよう。君の注意深い科学的観察の結果によると、この奇妙な現象を引き起こしているのは何かな？
(a)熱
(b)老齢
(c)水

答え：①(a) 色の変化は、皮膚の下を通っている血液が熱くなって、暑より多くの血液が流れ込み、この血のおかげで、熱が皮膚を通して放散されて体温を下げ、オーバーヒートから体を守ってくれるんだよ。②(c) 皮膚は、"吸湿"という種の風呂の中でしばらくすると、水が皮膚を洗っている。けれど、お風呂に長くつかっていると、水がどんどん皮膚内に浸み込んでしまう。この液体が皮膚の上側の層を押し上げるから、皺ができるんだ。ただ、皮膚内に水を長時間吸収したままでいることはない。それは、細胞が破壊されてしまうから。また皮膚が破けてしまうからだ！幸運なことに、君もぼくも、この危険を受けることはない。

毛と爪の正体を見よ

　毛や爪は無駄なもの？　毛なんて、ただお風呂の排水溝を詰まらせるためだけに存在しているみたいだし、爪だって、その毛の下に気色悪く黒ずんでたまるだけ。でも、毛や爪だって、見た目が悪いなりにおもしろいんだよ。

毛・爪の実体ファイル

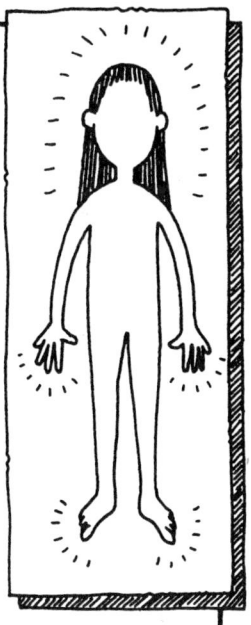

名称：毛・爪

位置：君の体は500万本もの毛で覆われていて、いちばん長い毛は頭についている（ビックリッ！）。爪は手と足の指先についている、なんてことは知っているよね？

プラス面：毛は寒さから体を守り、爪は手と足の指先が何かに触れる度にグニャグニャにならないように保護してくれている。

マイナス面：毛と爪は死後もしばらくは伸び続けるという（う〜、おそろしい）。

驚きの特徴：毛と爪は"ケラチン（角質）"という硬い物質でできている。羽根や恐竜の角と同じ物質なんだ。

身の毛もよだつ毛

　ここに、床屋さんもビックリの、身の毛もよだつ毛の実体を紹介しよう。

　①人にはだいたい10万本の頭髪が生えている。毛が細い人は15万本、赤毛の人は9万本くらいと少ない（一体、誰が数えたというんだ！）。

　②毛はひと月に約1センチ、1日に約0.33ミリ伸びる。暑い気候の下では、もっと速く伸びる。だから、南極に住めば、そんなに頻繁に髪を切りに行く必要はないはず——南極でそんなに頻繁に髪を切りたくもないだろうけれど。

　③毛はだいたい長さが90センチになる前に抜け落ちてしまう。また、1日に60本くらい毛が抜けるのは当たり前。それより抜け毛がひどいようだったら、ハゲの始まりかもしれないぞ！

　④毛というのは、非常に、それこそゾクゾクするくらい丈夫で、毛1本の方が同じ太さの銅線よりも強度がある。1000本の毛を束ねて作ったロープなら、がっしりとした体格の大人だって持ち上げられるんだ。

　⑤恐怖で毛が逆立つのは、皮膚内の小さな筋肉が毛の根もとを引っ張るから。それは、敵に対して君を大きく、そして、おそろしく見せるためなんだ。猫が戦う前に毛を逆立てるのも同じ理由だよ。

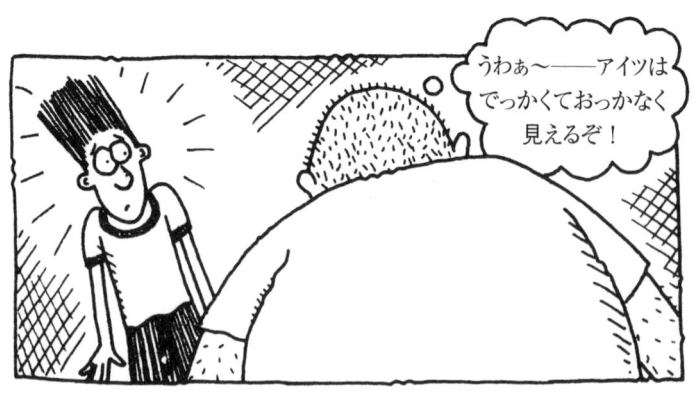

思わず爪を嚙んでしまうような話

次に紹介する爪にまつわる話をして、ネイルアーティストをドギマギさせよう。

①爪は、"爪床（ネイル・ベッド）"と呼ばれる、皮膚の下の部分から伸びてくる（インドの苦行僧がときどき寝るっていう針の寝床（ネイル・ベッド）とは関係ない）。

②爪をドアに挟んでしまったら、その爪はそれ以上伸びずに剥がれ落ちてしまう。運がよければ、その下に生え始めている真新しくて可愛らしい爪が見えるはず。それが見えるようなら、大丈夫だ！

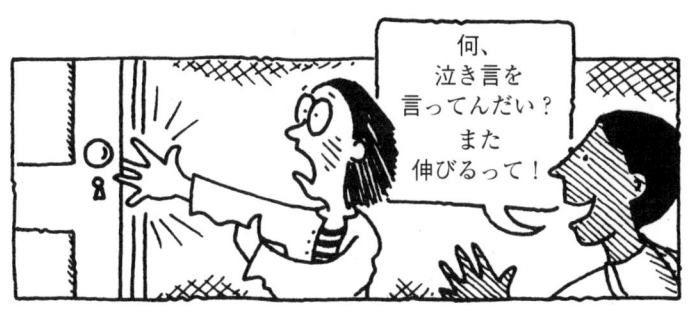

③足の爪が周りの肉にめり込んでしまうことがある。深爪をくりかえしたり、きつい靴をはき続けたりすると、このゾクゾクするくらい痛ましい状態になってしまう。

④爪を嚙んでも死にはしない——ただ、それはひどく不快だし、爪が痛々しく見えるし、わざわざ自分の口にバイ菌を運んでいるようなもの。それに、せっかくの洒落たレストランでの食事でも、スープを飲むのを中断しなければならなかったりする。足の爪も嚙んでるなんていう人は、特に問題！

⑤爪を１年間切らないでいると、2.5センチくらいにまで伸びる。けれど、世の中には、もっと桁違いにすごい人たちもいるんだ！

栄光の記録に挑戦してきた人たち

世界一長い爪——インド・マハラシュトラ州プネのシュリッダー・チラールという人は1952年に手の爪を切ることを止め、1995年

には左手の爪が574センチにまで達した。

　世界一長い髪の毛——インドのマタ・ジャガンバという人の髪の毛の長さは4.23メートル。まさにビックリ仰天もの。前述のとおり、普通、髪の毛は90センチに達すると抜け落ちてしまうものなのに……。

　世界一長い顎ひげ——アメリカのハンス・N・ランセスという人は533センチまで顎ひげを伸ばした。残念なことに、彼は1927年に帰らぬ人となってしまった。

　でも、ご安心を。彼の有名な顎ひげは今、博物館に展示されているんだ。

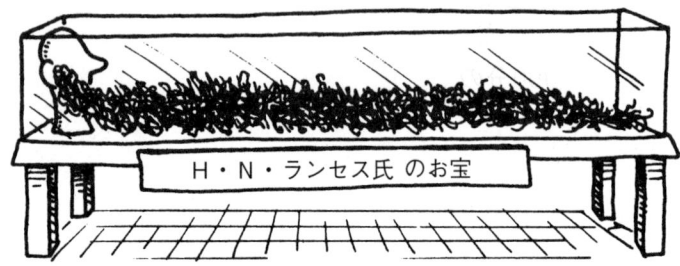

　世界一長い口ひげ——インドのカリヤン・ラムジー・セインという人が1976年から伸ばし始めた口ひげは、1993年に339センチにまで達した。

　次点：イギリスのジョン・レイという人が1939年から伸ばし始めた口ひげは、1976年に189センチにまで達した。しかし……、彼は不覚にもお風呂で自分の口ひげの片方を踏んでしまい、自慢の口ひげが42センチも短くなってしまった。

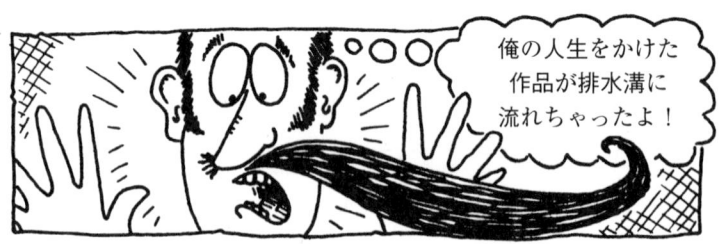

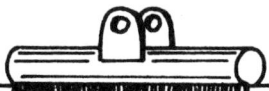

こんなこと、知らなかった！

　皮膚は、毛むくじゃらな人でも、何かが触れるとそれを感知できる。えっ、知ってるって？　でも、これは知らないはず。人間の指先はすごく敏感(センシティブ)で、何かが1000分の１ミリ動くだけでも感じ取れてしまうんだ。うーん、実に微妙！

　また、この触覚というのは、君の５つの驚異的な(センセーショナル)感覚の内のたったひとつにすぎないということも忘れずに。

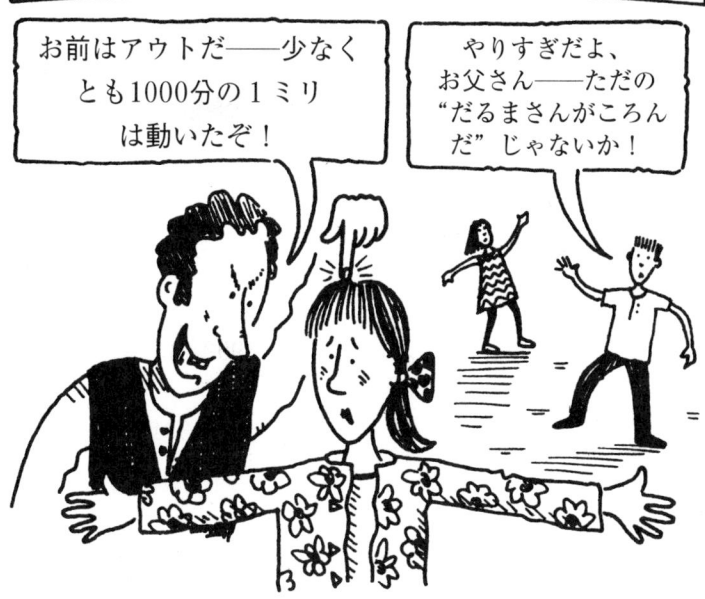

お前はアウトだ——少なくとも1000分の１ミリは動いたぞ！

やりすぎだよ、お父さん——ただの"だるまさんがころんだ"じゃないか！

驚異的な感覚器官
（センセーショナル）（センス）

おめでとう！ 君は繊細（センシテイブ）な人間だよ——だって、すっごく繊細な触覚、視覚、味覚、嗅覚、聴覚を持ちあわせて、それ以外にはなりようがないでしょ？

君が世の中をいいところだと思っていようがいまいが、そんなことにはお構いなく、感覚（センス）は周りで起こっていることを君が理解（メイク・センス）するのに貢献している。それに、五感のひとつひとつは、ゾクゾクするくらいビックリ仰天もの——本当に**驚異的**（センセーショナル）なんだ！

敏感な感覚の○×クイズ
（センシテイブ センス）

次の感覚（センス）についての記述の中で、事実として驚異的（センセーショナル）で敏感（センシテイブ）なものはどれ？

①感覚は非常に敏感で、何かが起こっているのを伝えるのに4分の1秒しかかからない。○か×か？

②目は800万色の色を見分けられる。○か×か？

③目はいちばん優れた感光性フィルムより100倍も光に敏感である。○か×か？

④太陽から発せられる紫外線を見ることができる人もいる。○か×か？

⑤舌は1万2900滴の水の中に落とされたレモン1滴の味がわかる。○か×か？

⑥鼻は200メートル離れたところにある、納豆が腐ったような靴下の臭いを嗅ぎ分けることができる。○か×か？

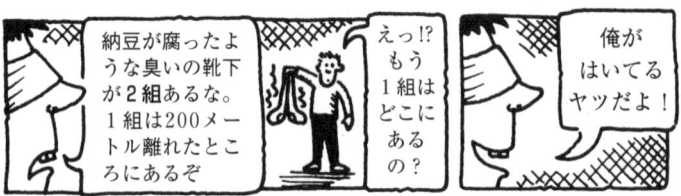

⑦耳はふたつの音の間隔が1000万分の1秒しかあいていなくても、それぞれを聞き分けることができる。○か×か？

⑧耳はキーキーというピッチの速い音からブーンブーンという重低音まで、1500の音の高低のレベルを聞き分けられる。○か×か？

⑨空の彼方(かなた)で空気がヒューヒューいうのを聞ける人もいる。○か×か？

⑩体は窓のない密室でも今何時かわかる。○か×か？

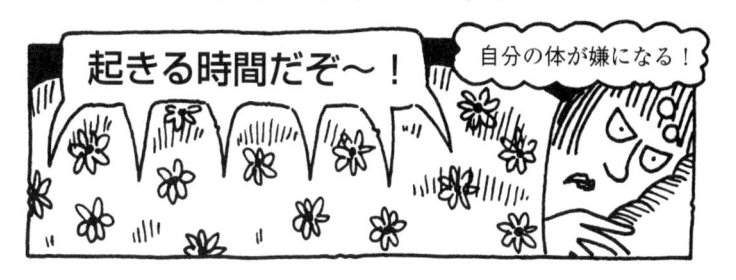

> 起きる時間だぞ～！
> 自分の体が嫌になる！

答え：① ×（感覚はもっとずっと鋭く伝わる）、② ○、③ ○、④ ×（じっとしているように、大脳を騙すことは可能だ！）、⑤ ○、⑥ ×（耳下の首の後ろ側にもある）、⑦ ○（人くらべて）、⑧ ○、⑨ ○（理論上は、また理屈抜きにそれができる人もいる）、⑩ ○（この問題に関してはほぼ正解）

皮膚の下にあるのは、どんなセンサーか？

　皮膚の下にある敏感なセンサーって聞いたことがある？　それに、そのセンサーには**5つも種類がある**なんて知ってた？　それぞれのセンサーが異なる感覚を君にもたらしているんだ。

　どんな風にかって？　それを知るには勇敢な志願者が必要。次のテストで、どのセンサーがそれぞれの感覚をもたらしているか、わかるかな？

　選択肢にあるのはセンサーの名前。イラストにあてはまるのは(a)～(e)のどのセンサーだろう？　中には、そのセンサーを発見した科学者にちなんで名づけられているものもある。自由神経終末(じゆうしんけいしゅうまつ)を発

見した科学者には特記が必要——おそらくとっても痛々しい実験だったに違いないからね。

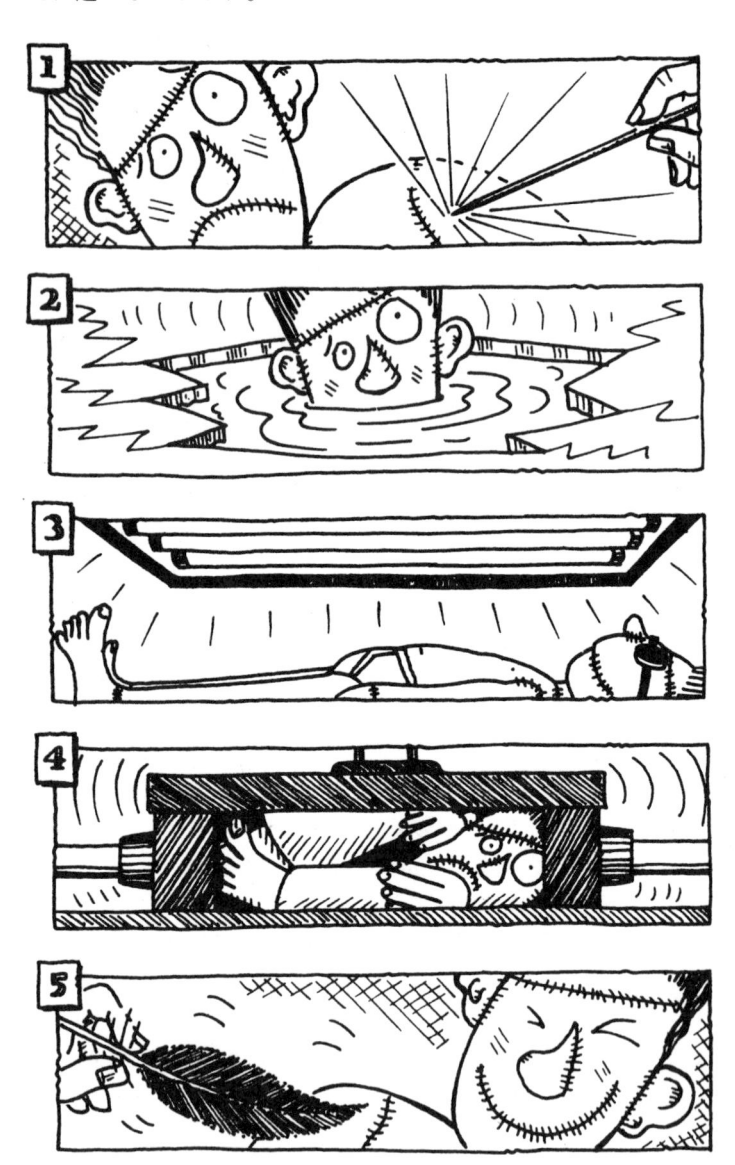

(a)ルフィニ小体：熱
(b)クラウゼ小体：寒さ
(c)自由神経終末：痛覚
(d)マイスネル小体：触覚
(e)パチーニ小体：触圧覚

答え：1(c)、2(b)、3(a)、4(e)、5(d)

痛みについてのいいニュースと悪いニュース!

　君に痛い思いをさせる自由神経終末なんて、「百害あって一利なし」だと思ってる？——当たらずといえども遠からずかな。でも、きっとどこかいいところだってあるはず……、かな？

〈いいニュース・その1〉
　君には50万ものセンサーがついていて、外界との接触が保たれている。ばんざ～い！
〈悪いニュース・その1〉
　そして、280万もの自由神経終末が、君にうずくような、ズキズキするような痛みを感じさせている。まったくブーイングものだよね。ブーッ、ブーッ！　シーッ、静かに！

〈いいニュース・その2〉
　でも、幸運なことに、脳には"エンドルフィン"という鎮痛剤が備わっている。この鎮痛剤のおかげで、戦争で片方の脚を失った兵士でも、痛みを感じずにピョンピョン跳べるんだ！　ばんざ～い！
〈悪いニュース・その2〉
　とは言っても、後で**すごーく痛む**けれど……。それに、腕や脚を失ってしまった人たちは、ないはずの手足の部分にもかかわらず、痒く感じてしまったりすることがある。

驚異的な感覚器官

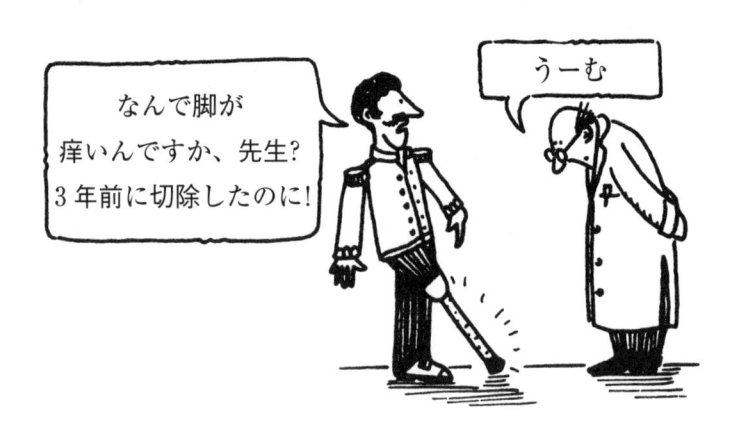

痛々しい真実を教えよう

痛みは、「怪我をしてしまうぞ」という警告に他ならない。「止めろ！」とか「次回はもっと気をつけろよ！」と、自由神経終末が訴えてるんだ。理に適った（センシブルな）メッセージだよね。だから、少しぐらいの痛みは君にとっていいこと！　こんなことは学校の先生が言うセリフみたいだけれど、いいニュースでしょ？

まさに驚異的な君たちの視覚

最も衝撃的な感覚といえば、それは視覚。知ってた？　眼球は水っぽいゼリーで満たされた、小さなカメラみたいなものなんだ。こんなカメラがクリスマス・プレゼント用の靴下に入ってたら、どうする？

"目玉カメラ"の秘密

"**目玉カメラ**"？　それこそ、「百聞は一見にしかず」。夜でも、スピード感あふれる動きにだってついていける。ただカメラを見たい方向に向けるだけ。どこへ行こうとも、"**目玉カメラ**"は君と一緒さ！　備えつけのふたつを使えば、すごく便利——そう、君の眼球ソケットにぴったりと入っている、そのネットリとした電球みたいなヤツのことだよ！

"目玉カメラ"

ハイテク装置

① 虹彩（こうさい）のすぐ後ろには、遠近の物体に焦点（しょうてん）を合わせられる自動調節レンズを搭載。

② 1億3000万個もの光受容体細胞（ひかりじゅようたい）が郵便切手ほどの小さな部分に集中。

③ 神経がコンピュータ・スクリーン（脳）に映像を伝達。

個性的な保護特性

① 自動的開閉機能付き埃（ほこり）除けカバー"まぶた"が、ご使用でない際の"目玉カメラ"を保護。

② 透明なディスクがレンズを保護。小汚いハエに鮮明な映像が汚（けが）される、なんて心配はご無用。

③ さらに、虹彩（色揃え（いろぞろえ）：各種）がレンズを保護。虹彩の自動瞳孔（どうこう）収縮機能によって明るい光で目がクラクラしてしまうのを防ぐ。

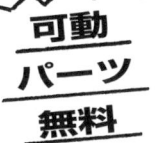

可動パーツ無料

① "目玉カメラ"は、世界で唯一の水で満たされたカメラ！ 前面に、鮮明な映像を保証する、安定感抜群のゼリー付き。

② 信じられないおまけ。"目玉カメラ"をしっかりと支える6つの細長い筋肉。たとえ目玉がソケットから飛び出しても、床に落ちることなくブラブラとスイング！

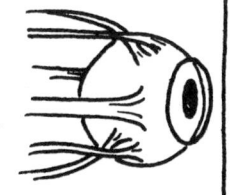

驚異的な感覚器官

目玉の働き……、自分自身で調べてみる?

この驚異的(センセーショナル)な"目玉カメラ"がどんなものか、試してみたくなって当然。

次に紹介するテストをやってみよう。

テスト1:暗いところで見る

必要なものは、暗い部屋、懐中電灯、トマト1個。

まず懐中電灯でトマトを照らし、それから懐中電灯の明かりを消す。

すると、トマトの色にどんな変化が現れるかな? また、それはどうしてだろう?

(a)明かりに照らされていてもいなくても、トマトは赤く見える。なぜなら、目は暗いところでも色を識別できるから。

(b)明かりに照らされるとトマトは赤く見え、明かりがないと灰色に見える。なぜなら、目は暗いところでは色を識別できないから。

(c)明かりに照らされるとトマトは赤く見え、明かりがないと青く見える。なぜなら、暗さが光受容体細胞を混乱させるから。

テスト2:自分の瞳孔の動きを見る*

必要なものは、暗い部屋、照明付きの鏡。

目が部屋の暗さに慣れるまで待つ。それから、左目を手で隠し、照明のスイッチをONにする。すると、手で隠していない右目の瞳孔が小さくなる。

では、その時、左目の瞳孔はどうなっているか?

(a)大きいまま。
(b)右目と同じく小さくなる。
(c)より大きくなる。

*もしくは、君の学校の先生の瞳孔で試してみてもいい。

テスト3：消える目玉の不思議

上の目玉のイラストを顔に近づけて、左目を閉じる。次に、右目の焦点を左側の目玉のイラストに合わせる。それから、ゆっくりと本を離していくと……。

あれっ!?　なんで右側の目玉が消えてしまったのだろう？
(a)目はある一定の距離では焦点を合わせられない。
(b)光受容体細胞にはすき間がある。
(c)光受容体細胞が疲労して、反応しなくなる。

答え：(b) ①それぞれの眼球には700万個もの錐体細胞があって、色(赤、緑、青)を識別している。しかし、それらの細胞は明るい状況下でしか機能しない。一方、薄暗い状況下では、桿体細胞が機能する。その数は1億2400万個にものぼるが、識別できるのは白黒のみ。
②瞳孔は何かを注視するとき──光線の量にではなく──収縮する。
③目には"盲点"という部分があって、その部分だけは何を見ても認識されず、消えてしまうかのようになる。それは、具体的には眼球を形づくる神経が束になっていて、光受容体細胞がないためである。

目玉のお手入れ──知っておくべき8つのポイント

①目玉のお手入れは不要！　体が全部自然にやってくれる。
②目玉には独自のワイパー・水洗い機能がついてる。つまり、"泣

驚異的な感覚器官

く"こと。

③泣くには、別に悲しく思う必要なんてない。風邪を引いたり、咳をしたり、目に何か入ったり、笑ったりすれば、涙は出るものだから。

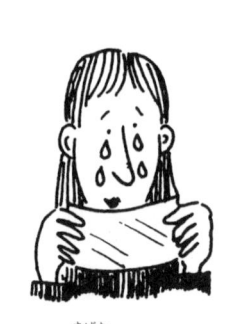

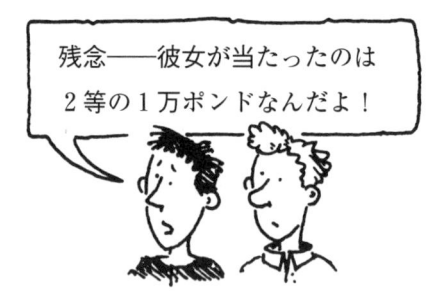

残念——彼女が当たったのは2等の1万ポンドなんだよ！

④涙は瞬きをすると目玉全体に広がる。瞬き1回の所要時間は0.3〜0.4秒——毎日30分、一生で5年分。なんという時間の無駄だろう！

⑤不要となった涙は、目の隅の方から鼻の中へとつながっている排水管の中で乾いてしまう。こうして乾いた涙は、毎朝、君が目をこすった時に出る目ヤニになるんだ！

⑥各々の目玉は約200本のまつ毛で保護されている。まつ毛1本が抜け落ちて新しく生えかわるには、だいたい3〜5カ月かかる。

⑦まつ毛の根本には小さなダニが住んでいる。8本足のワニみたいなヤツ！

でも、ご心配なく——決して悪いヤツではなく、それどころか、バイ菌をガツガツ食べてくれるんだ！

⑧以上のお手入れ方法や注意にもかかわらず、あまりよく見えないという時は……、眼鏡が必要かもしれないね。

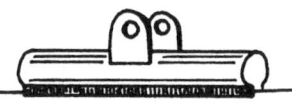

こんなこと、知らなかった！
　君は眼鏡をかけてる？　近視なら遠くのものに焦点を合わせにくいだろうし、遠視なら……。もうカンでわかるはず。こういった問題は、眼球が完全な球形をしていないために生じるんだ。眼鏡をかけるのは、君の目にもう1枚余分にレンズをつけるようなもの。でも、気を落とさないで——目玉を取り出して形を整えるより、ずっと簡単なんだから！

古代ローマの残酷（ざんこく）な光景を見た？

"眼鏡"というものを最初にかけた人々の中のひとりに、古代ローマ帝国の暴君・皇帝ネロが挙げられる。ネロは、ローマ帝国の競技でライオンが人々を切り裂く残酷な光景を、エメラルドの破片を透かして観戦したという。なんてひどい趣味（テイスト）なんだろう……。

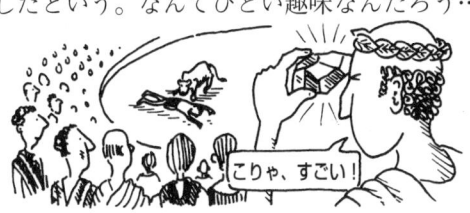

不味（まず）い味とひどい悪臭

　味覚と嗅覚は問題を抱（かか）えている。大好物の食べ物やバラの香りなどといった心地よい感じを伝えてくれるから、驚異的（センセーショナル）な感覚には違いない。けれど、その反面、ひどく苦（にが）い味やウプッと言ってしまうような悪臭をも伝えてしまう。

なぜ、不味い味を感じなくてはならないの？

　味覚についての理解を深めるために、ネットリとヨダレを垂らし

驚異的な感覚器官

た口の中を覗いてみよう。怖じ気づかないように、今すぐに見ること！

舌をよく見てごらん。「あー」って言って！ 小さな凸凹や線があるのが見えるかな？ その小さな線には8000かそこいらの"味蕾"という味を感じる神経が詰め込まれていて、脳とつながっている。味蕾によって役割が、甘味、塩味、酸味、苦味とそれぞれ違うんだ。

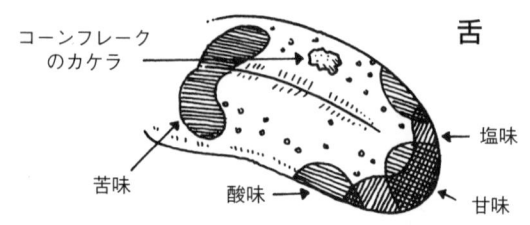

舌

コーンフレークのカケラ
苦味
酸味
塩味
甘味

本当に不味い質問——なぜ苦味なんて感じなければならないのだろう？ 食欲をそそるような苦い食べ物がいくつあるっていうんだ!? そうだよね。実際、苦い食べ物の大半は食べるのには不向き——吐き捨てた方がずっとためになる。なぜなら、一般的に、苦い味がするものは毒なんだ。だから、苦味を感じる味蕾は、君が**毒を食べないように**警告してくれているんだよ。

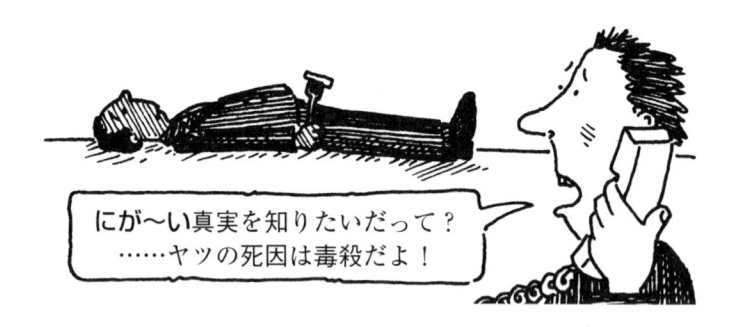

にが〜い真実を知りたいだって？
……ヤツの死因は毒殺だよ！

ひどい悪臭の正体は？

匂いを嗅ぐ装置は、鼻の穴の中のいちばん奥の方にある、2.5cm²の大きさの部分。この部分には、5億以上の"嗅繊毛"という小さ

な糸のような突起物がある。

　嗅繊毛の仕事は実に気持ちが悪い——鼻水に埋まった釣竿のような幹から、8本の繊毛がひとつのグループとなってぶら下がっている（ウゲェ～！）。

　匂いとは、そもそも何なのだろうか？　その正体は"分子"というとても小さな粒。その匂い分子が空気中に浮遊していて、嗅繊毛に到達する。そして、化学変化を引き起こし、信号となって神経へと伝わっていくんだ。

嗅覚は、驚異的に敏感!

　嗅覚は驚異的なくらい敏感な感覚。味覚と比べると、その敏感さはなんと1万倍！　周りが何か心地よい匂いばかりなら問題はないけれど、そうとばかりはかぎらない。中には、想像を絶するほどの臭いだって漂ってる。

　君の鼻は、新鮮な空気の分子3000億個に紛れ込んでいる、スカンクのオナラの分子1個を嗅ぎ分けてしまえるんだ。

こんなこと、知らなかった！

　味覚と嗅覚は、一緒くたにして考えられることが多い。その理由は……、

　①味覚と嗅覚は一緒に作用し、君に大好物の美味しそうな風味を楽しませてくれている。

　②大好きなポテトチップを食べている時、「なんて香ばしい味なんだろう」って考えたりするでしょ？　食べながら、匂いを嗅いでいる証拠だよ！

　③匂いを嗅げなかったら、大好物だって段ボールみたいな味がするはず。

　④風邪の時などがそう。鼻が詰まっているから匂いがしない。食べ物も本来の味がしない。ゾクゾクするよね。

驚異的な感覚器官

耳の働きを知ろう

　耳はへんてこりんだ。耳の形って妙だと思ったことない？　それだけでも十分その証明になっている。でも、もっと変なのはその中なんだ！

　さぁ、耳を澄ましてごらん……。

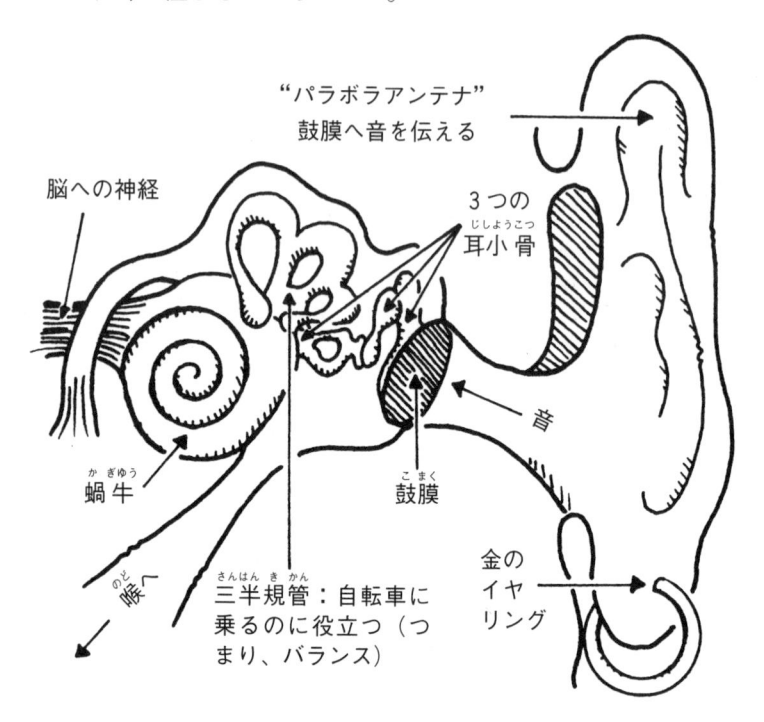

"パラボラアンテナ"
鼓膜へ音を伝える

脳への神経

3つの
耳小骨（じしょうこつ）

音

蝸牛（かぎゅう）

鼓膜（こまく）

喉へ

三半規管（さんはんきかん）：自転車に乗るのに役立つ（つまり、バランス）

金の
イヤ
リング

　耳の働きは、次のようになっている。ひと組のパラボラアンテナが、太鼓（たいこ）→トライアングルと叩く棒（ビーター）→水準器（水平状態を確かめる機器）のついたマイクへとつながって、音を伝えていく。簡単でしょ？

　①パラボラアンテナのように耳は空気中の信号を受信し、中央の穴へと伝える。耳だから、ここでいう信号とは音のこと。

　②鼓膜は本物の太鼓のような形をしている。音が伝わると鼓膜は振動する。

③振動する鼓膜は耳小骨をジャンジャン鳴らす。ちょうどトライアングルをビーターで叩くみたいにね。

④蝸牛へと伝わった音は電気信号に変えられ、神経を通じて脳へと送られる。これは、マイクで拾った音がワイヤーを通して送られていくような感じ。

⑤水準器のように三半規管は液体で満たされていて、頭が動くのに合わせてピチャピチャと揺れる。そうやって三半規管のセンサーがバランス感覚を保ってる。綱渡り芸人にはいいニュースだよね！

緊急警告！ 乗り物の中で読んでいる君へ

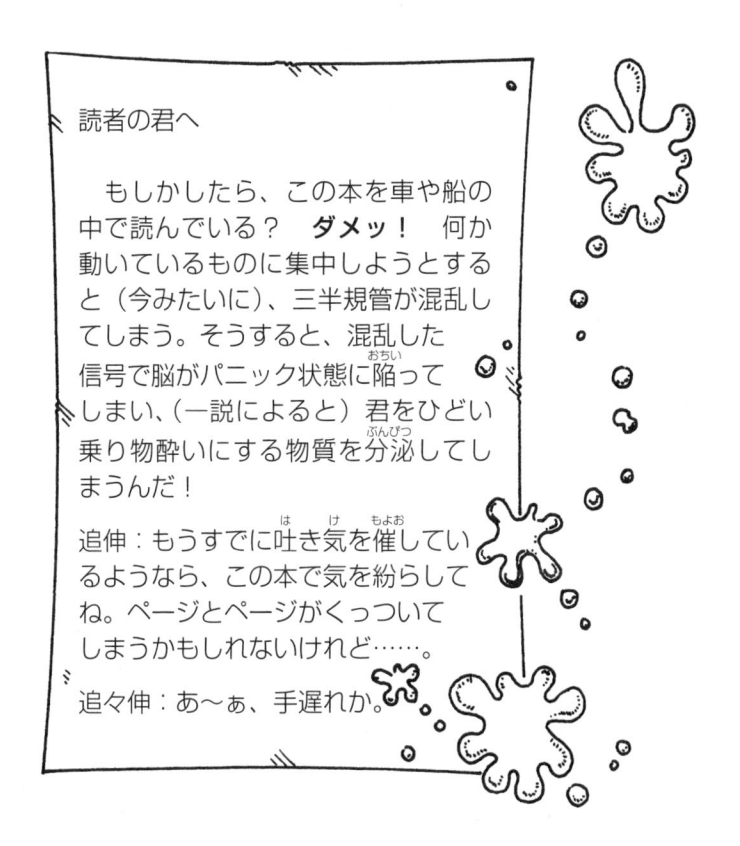

読者の君へ

もしかしたら、この本を車や船の中で読んでいる？ **ダメッ！** 何か動いているものに集中しようとすると（今みたいに）、三半規管が混乱してしまう。そうすると、混乱した信号で脳がパニック状態に陥ってしまい、（一説によると）君をひどい乗り物酔いにする物質を分泌してしまうんだ！

追伸：もうすでに吐き気を催しているようなら、この本で気を紛らしてね。ページとページがくっついてしまうかもしれないけれど……。

追々伸：あ〜ぁ、手遅れか。

驚異的な感覚器官

なぜ、あくびをすると耳の中で変な音がするのか？

あくびをする時、耳を澄ましてごらん。パカッパカッて連続した小さな音が聞こえない？──聞こえなかったら、もう1度試してみて！　どうしてそんな音がするんだと思う？

ヒント："耳管（じかん）"という耳の内側と口を結んでいる小さなトンネルに関係があるよ。

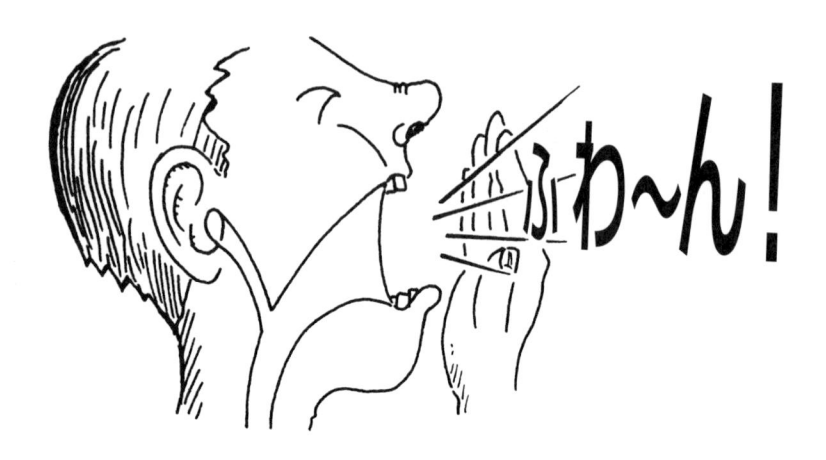

①耳管が閉じて、あくびをした時に耳の中身が外に出ないように保護している。

②耳管にはパカッと鳴る小さな部分があって、空気が通り過ぎる時に音を鳴らす。

③耳管が開き、あくびによって吸い込まれた余分な空気が耳の内部へと入っていく。

答え：③　通常、耳管は閉じているが、意識のどちらかに変化を与えたりするようになっている。たとえば、激しい咳をする際に耳を塞いだり、うまく鼻をかんだりした時などである。

五感から集められた情報はどこへ？

　五感はどれをとっても驚異的で、それぞれに独特な特徴がある。でも、共通点がひとつ。それは、五感には情報を伝えたり、その情報に対して素早い判断を下してもらったりする相手が不可欠だということ。五感から集められた情報はすべて、共通の場所へと送られる——**摩訶不思議な脳**へとね。

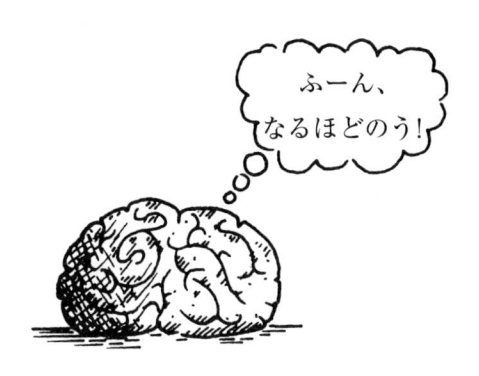

> ふーん、
> なるほどのう！

摩訶不思議な脳

脳は不思議でいっぱい。不思議だし、謎めいているし、ややこしいし……、頭がこんがらがってしまうくらい難解だ。たとえば、このたった1.5キロのピンクがかった灰色のかたまりが、なぜ世界最高のコンピュータより優れているというのか？　脳はやることなすことすべてが謎だらけ——記憶のメカニズム、睡眠の習慣……。まさに摩訶不思議だ。

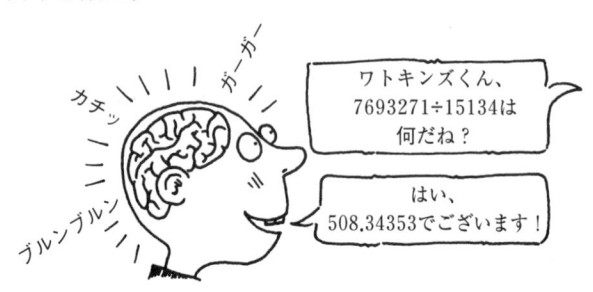

> ワトキンズくん、7693271÷15134は何だね？
>
> はい、508.34353でございます！

灰色のかたまりの１日って？

ここに、不可解な問題がある。それは、脳が体の他の部分と違って、特に何もしていないように見えるということだ。

血をめぐらせたり、跳んだり、バイ菌と戦ったりせずに、ただだだ神経質にブルブル震えているかのようだ。その見てくれは水っぽいゼリーみたいで、指で引っかき回したらグジャグジャになってしまいそう。

でも、脳はいつも忙しく働いている。何もしていないように見える時でも、何百万という神経からの電気信号を受けて、パチパチいってるんだ——今度、授業中に居眠りをして先生に怒られたら、そう説明してみよう！　脳は、信じられないくらいのスピードで、感情や命令、そして、思考といった信号を発している。

そして、そんな目も眩むようなスピード作業を可能にしているのが精密な神経……、それも無数の神経なんだ。

神経の実体ファイル

名称：神経

位置：体中に張りめぐらされ、ネットワークを構築している。中枢神経は脊髄に集中していて、脳とつながっている。

プラス面：五感からの情報を脳へと送る。また、脳からの命令を体の各部に送る。

マイナス面：切り落とされた指の神経に電池を接続すると、指をピクピク動かすことができる（ホラー映画さながらだぁ〜）。学校の実験室にあるかもしれないよ！

驚きの特徴：神経は信号を秒速100メートルで伝達できる——このスピードはまだまだ遅い方で、もっと速く伝達することだってできるんだ！

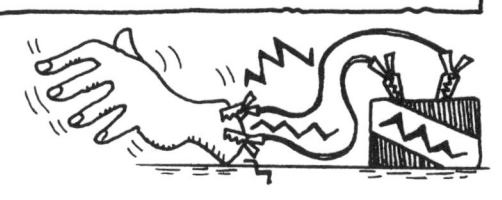

信号はどうやって伝えられるの？

　神経のメッセージは、神経細胞から電気信号として勢いよく放出され、細胞から細胞へと伝わっていく。ウワァー、面倒臭そう！ただこの時、神経細胞同士が実際に触れあうわけではなく、ある物質が細胞と細胞のすき間を飛び越え、次の細胞で電気的なショックを生じさせることによって、信号は伝達されるんだ。

摩訶不思議な脳

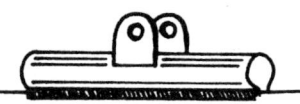

こんなこと、知らなかった！
　神経系はふたつある！"交感神経系""副交感神経系"とそれぞれ呼ばれていて、両方とも、君が想像さえしないような活動を含め、そのすべてを司っている。たとえば、君がバスに乗り遅れないように走っているとしよう。その時、心臓にスピード・アップを命じるのが交感神経系。また、バス内で座れたとして、その時に心臓の鼓動を通常の状態に戻すのが副交感神経系なんだ。

無鉄砲な反射

　神経から発せられるメッセージのほとんどは脳へと送られ、体の各部分で何が起こっているのかを伝える。でも、メッセージの中には、猛スピードで伝わって、意識や意思に関係なく君に何かをやらせてしまうものもあるんだ。

　なんだか、すごく無謀なことをしてしまった時のいい言い訳になりそうだよね——たとえば、何かを壊してしまった時とか。

　そこで問題。思考を介さない動きのことを"反射"というんだけれど、次の中で反射ではないものはどれ？

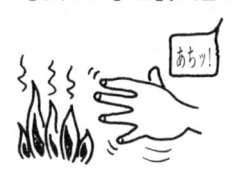

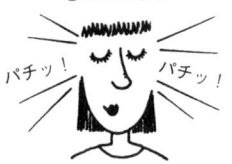

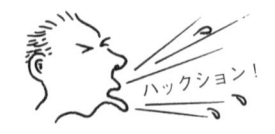

①火から手を引っ込める
②まばたき
③自転車に乗る
④クシャミ

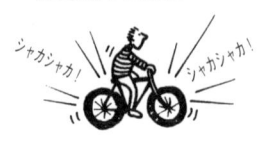

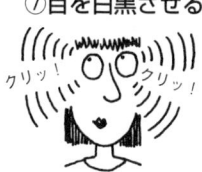

⑤朝、手を洗う　　　　　⑥恐くて毛が逆立つ

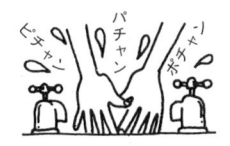

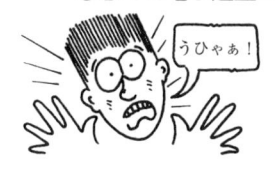

⑦目を白黒させる　　　　⑧朝食を食べる

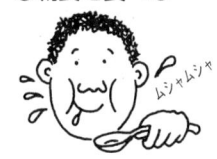

答え：反射——①②④⑥⑦、反射ではない——③⑤⑧

反射のテスト……、自分自身で調べてみる?

　小さなゴム製のハンマーで、お医者さんに膝の下の辺りを叩かれたことがあるかな?　もしあるなら、それはおそらく歩いている時に反射を起こす神経の状態を診たんだよ。次に、その検査方法を紹介するので、自分でやってみよう。
　①脚組みをして上の脚の力を抜き、ブラブラさせる。
　②上の脚の膝の下の辺りを軽く叩く。さて、どうなる?
　(a)脚が前に跳び上がる。
　(b)脚が後ろに跳び上がる。
　(c)紫色のアザができる。

小さい、ゴムのハンマーを使うって言ったでしょ!!

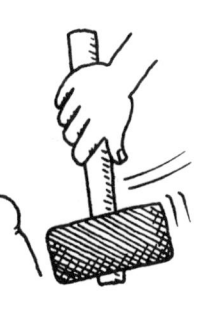

摩訶不思議な脳

答え：(a)。(c)と答えてしまった人は、脳の緊急処置を強くすすめます。

反射は反射で結構。でも、普通、何かおもしろそうなことをするには摩訶不思議な脳の許可が必要なんだ。

摩訶不思議な脳の実体ファイル

名称：脳

位置：頭蓋骨のいちばん上の部分の内側。

プラス面：体の各部分に指令を出す。記憶、思考、夢などを管理する。

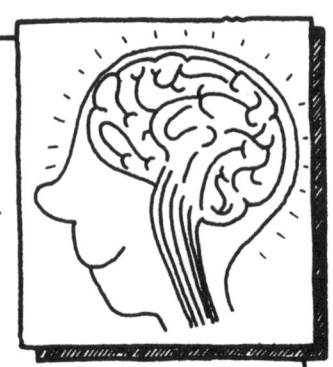

マイナス面：君が生まれた瞬間から脳細胞は死に始める。それに、失われた脳細胞は取りかえが効かない。*

驚きの特徴：脳の80パーセント以上は水分！

*幸運なことに、脳には150億個もの細胞がある——一生を送るには十分以上の数！　その数はというと、
・ゴリラの3倍。
・ナナフシの700万倍。
・人の内臓などに住んでいるギョウ虫の約9億倍。

先生の脳みそ見学ツアー

　脳の外側は信じられないくらい謎めいている——とすると、その内側はもっと謎めいているはず。それは、まるで巨大なオフィス・ビルのよう（君の先生のものだって、かなりの大きさのはずだよ）。そのビルには部署がたくさんあって、各部署には人がいっぱいいる。そして、それらの人々がそれぞれ、君の理解を超えた仕事をしているんだ。

　さぁ、これから、見学ツアーの始まり——君の先生のオフィス・ビル、つまるところ、脳の中を覗いてみよう。

　注意： ツアー中、先生が精神錯乱状態になってしまう恐れがあるので、何にも手を触れないこと。また、決して脳細胞を取らないように。先生にはそんなに余分はないはずだから。

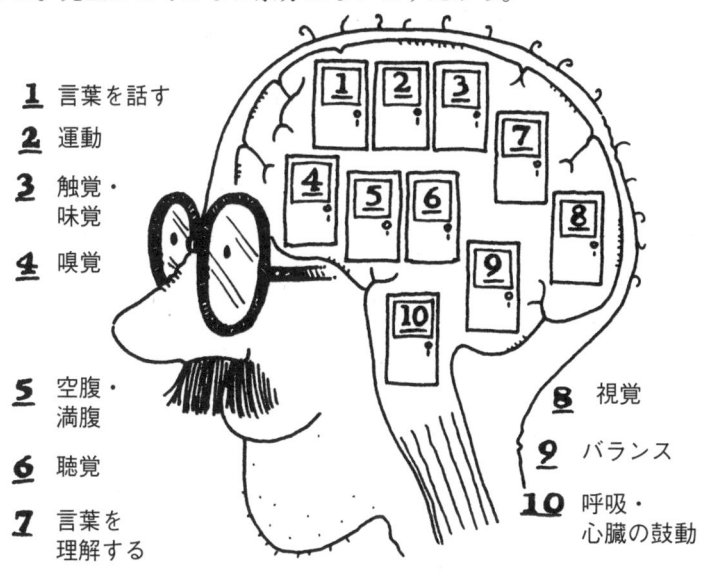

1 言葉を話す
2 運動
3 触覚・味覚
4 嗅覚
5 空腹・満腹
6 聴覚
7 言葉を理解する
8 視覚
9 バランス
10 呼吸・心臓の鼓動

(1) 大脳

　先生の暗ーい思い出のアルバムの数々を収める資料室がある。また、意思決定をする社長室をはじめ、様々な部署、たとえば、言語、聴覚、運動、触覚、視覚、理解、感情（先生の場合、感情の部署

摩訶不思議な脳

はすごく小さいと思うけれど）などがある。

　それぞれの部署は、左右に分割された脳のどちらかにふり分けられていて、その間は通信ケーブルによってつながっている。右半分は芸術や感情などを司り、絵を描いたり生け花をしたりする時に活躍する。

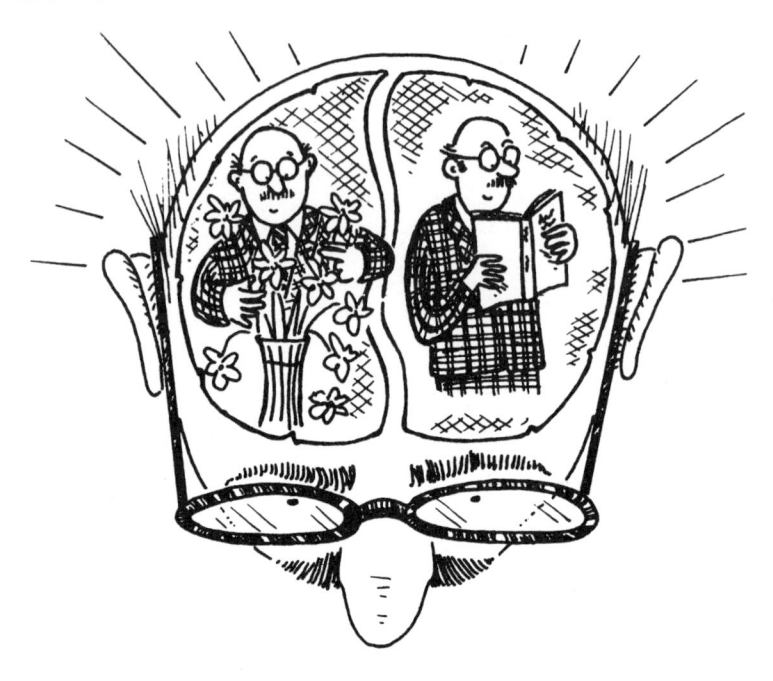

　また、左半分は科学や理性を司り、チェスをしたり活字だらけの本を読んだりする時に活躍する（左脳は計算だって大好き。本当に**ややこしい**んだから！）。

(2)視床
　全身からの感覚の情報を集めて脳へ伝える中継所。

(3)大脳辺縁系
　感情を司り、先生の喜怒哀楽を監視している（そう——先生でも

たまには楽しく思うことだってある)。そこで働くスタッフは、先生が幸せすぎて1日中馬鹿な薄ら笑いを浮かべることのないように目を見張っているんだ。

(4) 小脳
ここのスタッフは、運動機能の中でも特に複雑なものを操作している。うーん、そうだね。君の先生の場合はあまり多くはないだろうね。

(5) 脳幹
体の各部で起こっている反射に関するニュースを脳へと伝える中継所。

(6) 視床下部
この物置みたいなところは、実はコントロール・ルーム。発汗、成長、睡眠、歩行、喉の渇き、空腹などを調節しているんだ。それに、自律神経系のコントロール・パネルもある。小さい部署にしては仕事満載だよね！

(7) 松果体
ここで何が行なわれているのか、まだはっきりとは解明されてい

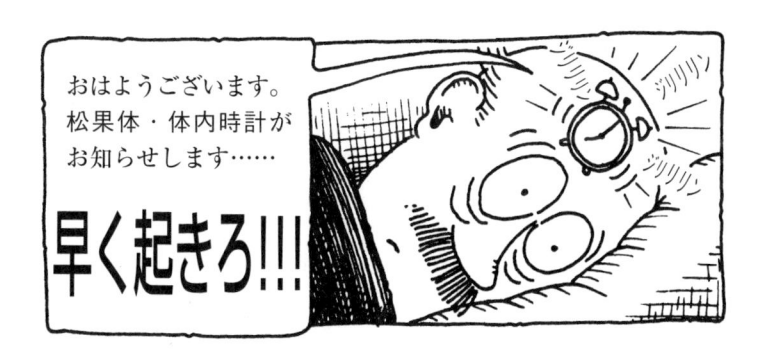

> おはようございます。
> 松果体・体内時計が
> お知らせします……
> **早く起きろ!!!**

摩訶不思議な脳

ない。しかし、おそらく体内時計をコントロールしているのではないかと考えられている。

君の先生に「朝だ、起きろ！」とか「理科の授業中に寝るな！」って命令しているのかもしれない。アッ!? リセット・ボタンを押しちゃ**ダメだよ**！

切り落とされた頭の実験

脳の働きについての知識を駆使して、次の摩訶不思議な脳に関する実験結果を予測できるかな？

実験① 19世紀、フランスのポール・ブローカ博士は、男性292人と女性140人の脳の重さを測量した。その結果、女性の脳は男性のものより、平均して200グラムほど軽いことが判明した。君ならこの実験結果をどう解釈する？
(a)男性は女性よりも頭がいい。
(b)男の子は女の子よりも頭でっかちだ。
(c)男性は女性よりも頭部が大きい。

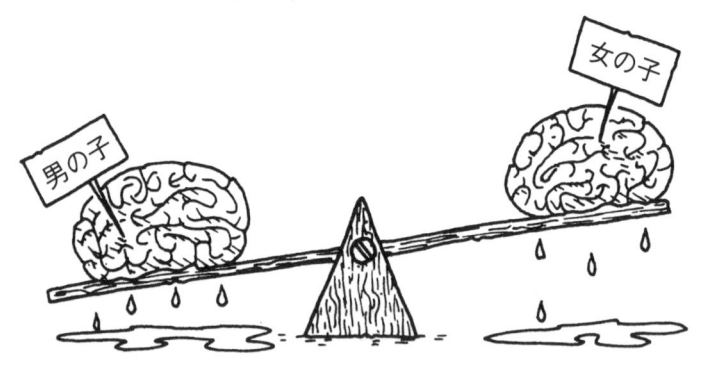

実験② 1894年フランス。ふたりの医者が、頭を切り落とされた後の脳をめぐって議論を交わしていた。脳は一体、どうなってしまうのか。

その後しばらくして、運がいいことに（？）、その医者のひとりの頭が切り落とされることになった。その死刑宣告を受けた医者

は、勇敢にも、こう約束した。死刑執行後に友人のかけ声に対して左目で3回ウインクすると……。

さて、このおそろしい実験の結果は？

(a)舌が飛び出た。
(b)無反応——脳が死んでしまったから。
(c)1度だけウインクした。

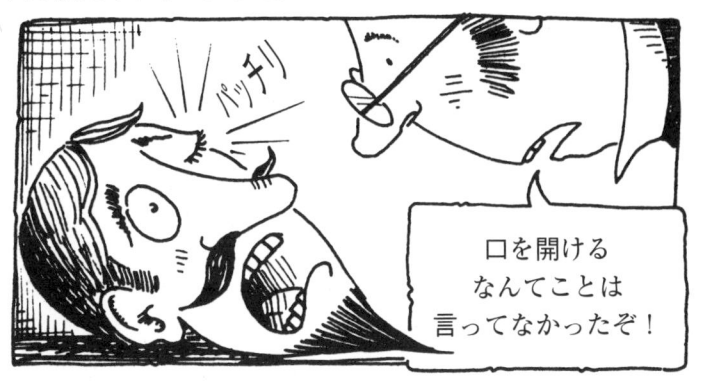

> 口を開ける
> なんてことは
> 言ってなかったぞ！

実験③ ある外科医が、脳の病気を治療するために、左右の小脳を結ぶ神経を切断してしまった。この手術によって患者はどうなってしまったか？

(a)左右の体がまったく別の動きをした。
(b)2倍賢くなった。
(c)死んだ。

答え：①(c) 天才と凡人を問わず、男女の間でも、男女の差はない。女性の頭は小さいが、その中には脊椎とほぼ同数の脳細胞が詰まっている。そして、非常に敏感になって、一回で質問をされても十分答えられるように、左右の脳の部分が普段なることもあるから…でない。②(b) 瞳孔の収縮、膝はほ柔しか生きながらえていないのは遺憾。③(a) だんだん片方の手足が強くなっていて、仰向けの章よ！ある筋肉は弛緩させようとして、もう一方の手足はあべこべに動かそうとして、ちぐはぐな動作をするようになる！

摩訶不思議な脳

友だちの脳の働きを調べる簡単な方法

まず、この実験は痛みをともなわないものだと、君の友だちを安心させてあげよう。それに、頭を切り落とされる心配もない。絶対にない。

ただ、ややこしいけれど、次のことだけはおぼえておこう。

- 左目の視力は右脳、右目の視力は左脳とそれぞれつながっている。
- 何かを探す時に働くのは、小脳の左半分。
- 数学の問題を解く時に働くのは、小脳の右半分。

①ややこしい計算問題（5題以上）のリストを作る。

②ある場所への行き方を示してもらう道順問題（5題以上）のリストを作る。たとえば、家から学校までとか。

③友だちにはこの実験の趣旨を教えないでおく。また、友だちから3歩くらい下がったところに立つ。

④友だちに計算問題と道順問題を交互に出し、リストを終えるまで繰り返す。

⑤友だちの視線に注目。下の(a)〜(c)の中から、どんな目の動きをするか当ててみよう。

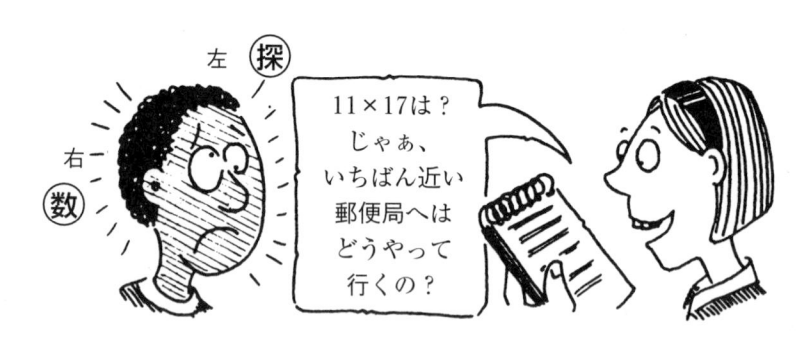

(a)道順問題の時は上を向き、計算問題の時は斜めを向く。
(b)計算問題の時は右を向き、道順問題の時は左を向く。
(c)計算問題の時は左を向き、道順問題の時は右を向く。

答え：(ｑ) このような目の動きをすると、質問を考えている個々の感覚や作業と同時に何かを見てしまうように脳が錯乱し、集中できる。

驚きの脳パワーで人を困らせる

次に、君の驚きの脳パワーを使って、人を困らせる方法を紹介しよう。

①数学の先生に4÷47の計算を出題する。その際、今ひらめいたといった感じでなるべく自然に訊ねるのがポイント。

②先生が計算機を使ってズルしないように注意。

③しばらくすると、先生が0.08とか0.085とかと答えるはず。

④そうしたら、優しく微笑んで、こう言う。
「ちょっと違うと思います。正確には、0.08510638297872340425531914893617021276594468だと思います」

⑤先生の顔に浮かぶ驚きの表情を味わいながら、しばらく見る。

⑥君の運が悪くなければ、先生はこの信じがたい暗算の離れ業がすでにエジンバラ大学のA・C・エイトケン教授によってなされたものだとは気づかないだろう。

⑦君が数学の天才でもないかぎり、当然、この答えは暗記しなければならない（ヒント：長い答えだけれど、3～4つの数字のグループに分けて、それらを結びつけるようにしておぼえると比較的楽だよ）。

学習の不思議

脳の働きは謎めいている。その最たるもののひとつ。それが学習だ。

君は、実に信じられないくらい膨大な物事を学習しなければならない。学校では、新しい言葉を毎日平均して**10個**もおぼえなくてはならないんだ！

でも、そんなの屁でもない！

ミャンマーのバーンダンタ・ビシッタバ・ブームサという人は、1万6000ページもの宗教の教典を丸暗記してしまったんだから。

摩訶不思議な脳

> 14,763ページは、魅惑の……

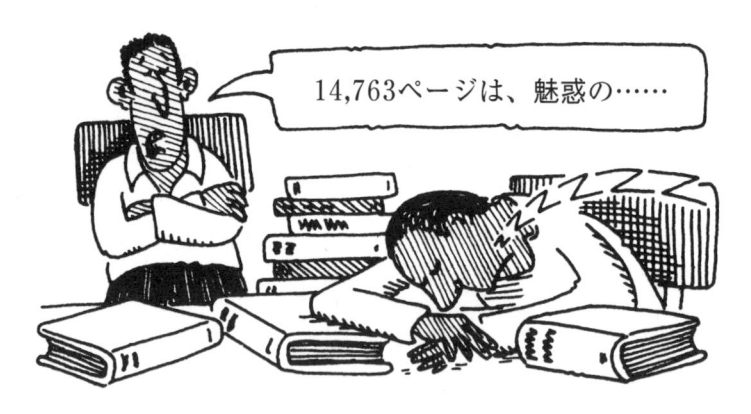

また、ロシア人ジャーナリストでソロモン・ベニアミノフという、人生で学んだことをすべて忘れなかったなんていう人もいたんだ！

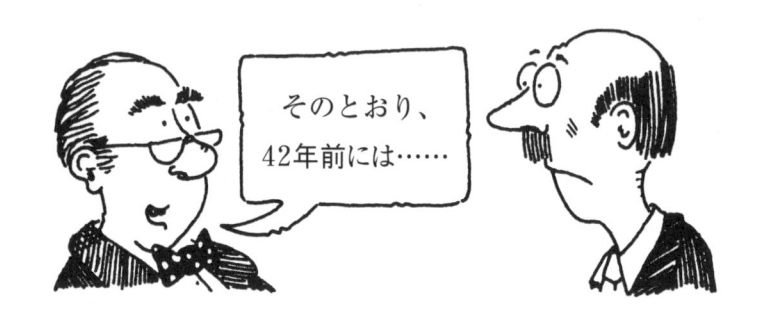

> そのとおり、42年前には……

　学習とは、つまり、物事を記憶すること。
　ただ、ここで厄介（やっかい）なのは、記憶のメカニズムが、科学者によってでさえいまだに解明されていないことにある。もしくは、もう解明されているけれど、それをおぼえていないだけのことなのかも。
　それはさておき、記憶には脳細胞内での電気的・化学的変化（または、何かそんな感じのもの）がともなうと考えられている。
　とにかく、記憶のメカニズムというのはまだまだぼんやりとしていて……、とっても謎めいたものなんだ。

こんがらがった脳

摩訶不思議な脳は、いとも簡単にこんがらがってしまう。下の絵を見てみて――花ビン？ それとも、向かいあうふたつの顔？ 言っている意味がわかったでしょ？ 脳は、どっちがどっちだか、判断に迷ってしまうんだ。

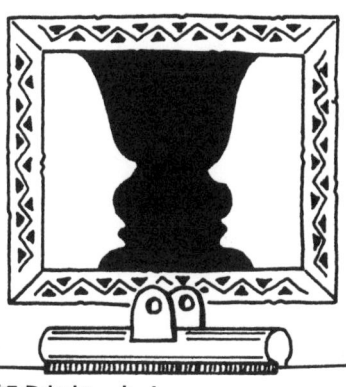

こんなこと、知らなかった！
　脳は、頭を強打したりすれば、容易(ようい)に支障をきたす。このような衝撃は脳にとってとても衝撃的な経験で、記憶喪失や意識不明などにもなってしまうほど。だから、哀(あわ)れな脳を強く殴(なぐ)るような乱暴を働いたら大変。こんな話がある。ある少女が頭を強打して文字を逆に書き始めてしまった……。その後、その少女は、大好きなアメフト・チームをテレビで応援している最中に、再び頭を強打。その結果、なんと障害が治ってしまったんだ！

虫歯の歯医者がひらめいた話

鎮痛剤などの物質だって脳に障害を与えうる。すべての鎮痛剤が君を眠らせてしまうわけではないけれど、中にはとても強いものもあって、脳を意識不明に陥(おとしい)れてしまう可能性があるんだ。一体、誰がこんなに強力な薬を発明したのか？ では、ここで、痛々しいお話をご紹介。

その昔、外科医は鎮痛剤なしで手術を行なっていた。脚の切断だ

摩訶不思議な脳　61

って、何か重要な部位の切除だって、何だって……。患者は大声で叫びすぎないようにと、ただ口に猿ぐつわをされるだけ！　でも、これも、ホレイス・ウェルズ氏の登場をもって変わることとなる。

1844年アメリカ合衆国コネチカット州

　その時、ホレイス・ウェルズはあるショーのまっただ中にいた。それどころではないと思いながらも……。そのショーとは、笑気ガスの効力を披露するという見せ物で、ホレイスはその観客のひとりだったのだ。しかし、ホレイス・ウェルズは、そんなショーどころではなく、苦痛を耐えしのぶのに精一杯だった。ポッチャリとした体に小ぎれいな衣服をまとったその歯科医師は、同業者の誰もが感じずにはいられないだろう、最たる屈辱の中で、病苦に苛まれていた……。虫歯。なんて忌々しいんだ——彼でさえ、入れ歯治療用の画期的な新接着剤を発明した偉大なホレイス・ウェルズ様でさえ、このひどい屈辱の前では、耐える以外に術はなかった。

　彼は痛みを忘れてショーに集中しようと、思考をめぐらせた。笑気ガス、別名・亜酸化窒素は、ある科学者によって70年ほど前に発見された。そのガスはただ人々を笑わせるだけではない。2、3回吸い込むだけで、どんなに陰鬱に見える人であろうとも、歌ったり、踊ったり、喧嘩したり、取り留めもないことを話したり、気を失ったりしてしまう。

　今や大人気の笑気ガス。そのショーでは、警備員たちが、ガスを吸い込み壇上で狂喜乱舞する人々から他の観衆を守っていた。

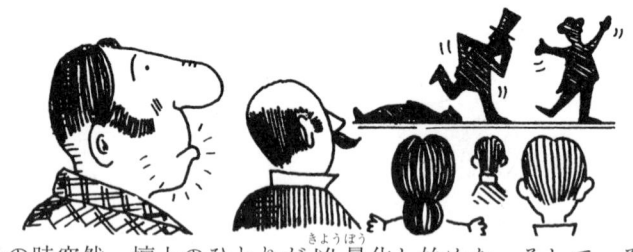

　その時突然、壇上のひとりが凶暴化し始めた。そして、その男は大暴れした挙げ句、怪我を負うハメとなった——なのに……、痛みは一切感じていないようだったのだ！

「不幸中の幸いか……」。ズキズキする顎の辺りをさすりながら、ホレイス・ウェルズは羨ましげに思った。が、まもなくして、頭の中で小さな電球がピカッと閃いた。

そして、その晩を通じて初めて微笑んだ（ほんのちょっとだけ——虫歯なのに微笑むなんて至難の業だから）。笑気ガスが痛みをなくし、人を眠らせてしまうのなら……、それならたぶん……、ひょっとするとひょっとするかも……。

ショーの後、ホレイス・ウェルズは主催者のところへと足を急がせ、いくぶん不可解な願い事を申し出た。

「笑気ガスを少し譲って頂けませんか？」

ウェルズは、歯医者が虫歯を抜く間に自分が眠っていることができれば、と考えていた。というのも、当時の抜歯とは激痛をともなう血なまぐさい作業で、大きなペンチのようなハサミでグイグイ引っ張り続けるというものだったからである。

しかし、ホレイス・ウェルズの場合、ガスを吸い込んだおかげで、何ひとつ感じることはなかったのだ！

笑気ガスの効果が次第に薄れていく中で、彼は勝利の叫び声を上げた。

「抜歯・新時代の幕開けだ！」

と言いたかったのかもしれないが、まだ口が麻痺していたはずなので、たぶんこんな感じだったと思う。

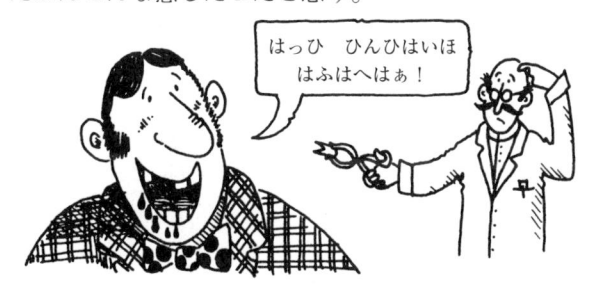

> はっひ　ひんひはいほ　はふははへはぁ！

そう。彼、ホレイス・ウェルズは、今まさに笑気ガスという鎮痛の秘訣を世に売り出し、富と名声を手に入れようとしていた。それはもう、想像もつかないほどの富を。

しかし、その鎮痛剤プロジェクトは痛々しい結末を迎えてしまう。なにしろ、公(おおやけ)として初めて行なわれた笑気ガスによる歯科手術では、患者が目を覚ますのが早すぎ、大惨事(だいさんじ)となってしまったのだから。それはガスの注入量が少なすぎたためだった。また、後に行なわれた別の手術では、逆にガスを注入しすぎて患者が死亡してしまった。そして、それから数年後、ホレイス・ウェルズ自身が痛々しい最期を遂げることになる。彼は、笑気ガスの吸いすぎの末、精神に異常をきたし、1848年に帰らぬ人となってしまった。ただ、彼の死は決して無駄ではなかった。今日までに、手術で鎮痛ガス（笑気ガスではない！）を使用するという考えは素晴らしい発展を遂げ、私たちはその恩恵に浴(よく)しているのだから。

　断っておくけれど、君はガスを吸わなければ寝られないわけではないから、安心してね！

脳の不思議な就寝時間

　脳は、毎日だいたい同じ時間に、注目に値することをしでかす。それはとっても不思議なこと。活動を徐々に弱めて、シャッターを下ろし、スイッチが切れた状態になってしまう。そう、そうだよ。脳も眠るんだ。一生で考えると、脳は少なくても20年間、この奇妙な状態でいることになる。なぜかって？　ウーン、それがわかれば苦労しないよ。誰にもその理由がわからないんだから……。

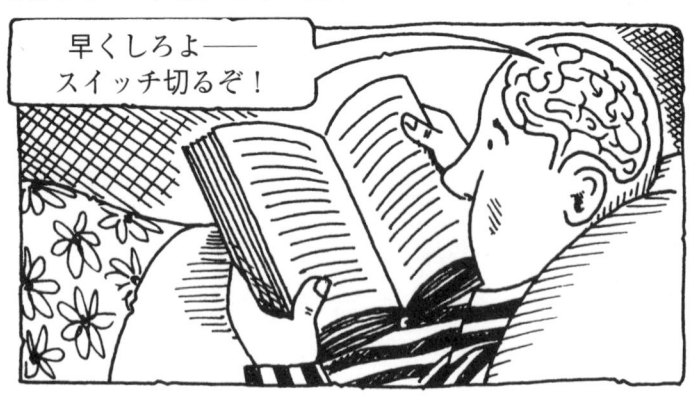

安心して眠れる3つのレッスン

　睡眠について思い悩まないように、ここで睡眠のレッスン。もちろん、このレッスンは夜間学校で受けるものだから、普通の学校と違ってレッスン中にウトウトしたって平気！

レッスン1——眠りに落ちる

　①暑かったり、寒かったりしないように。毎晩、規則正しく寝床につくようにするといい。

　②目を閉じて、じっと横たわる。1000から逆に数を数えたり、砂浜などで心地よくリラックスしてる自分を想像したりしてみよう。

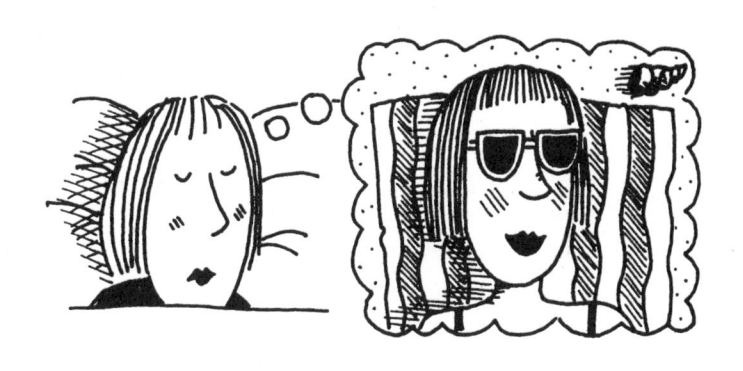

　③眠りに落ちる瞬間なんてわからないよね。でも、中には、自分が落下していて、この眠りに落ちる瞬間に、グッと乱暴に引っ張られるような感じがしてしまう人もいるんだ。アー、また①からやり直しだ！

レッスン2——寝てる間に何が起こる？

　①眠りに落ちる前にこれだけは押さえておこう。寝ている間に、
- 体温が下がり始める。
- 体重が1時間に28～42グラムずつ減る。
- ひと晩に40回まで体勢を変えられる。
- 途中で起きても3分未満なら、翌朝、そのことをおぼえていない。

摩訶不思議な脳

②眠っている時に身の危険を案じて耳をそばだてる必要はない——そんなことは脳が自動的にしてくれるものだから。

③眠っている時の禁止事項は、次のとおり。
- 眠りながら歩かないこと——だいたい20人にひとりの割合で、夢遊癖(むゆうへき)のある子供がいるという。
- あまりうるさくイビキをかかないこと。この実に不快な騒音は、仰向(あおむ)けで口を開けて寝たりすると生じる。息を吸い込むと、口の奥のプラプラした部分がガラガラとうるさい音を立てるんだ。

④イビキをかく人がいたら、何か硬いものやチクチクするもの（たとえば、古いブラシやハリネズミ）をベッドにしのばせておけばいい。イビキをかく人が寝返りを打って、トゲトゲで目を覚ますはずだよ！

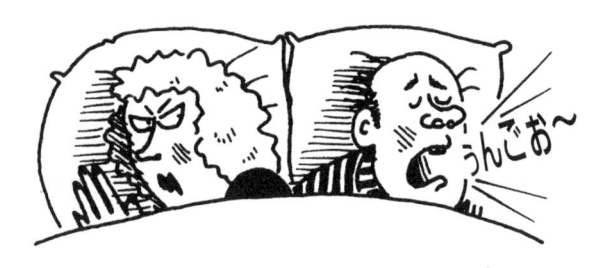

⑤眠ってから90分くらい経つと、目玉がキョロキョロと動き出す。でも、筋肉を動かす神経のほとんどが活動停止状態にあるから、体は動かない。その時、君が入ろうとしているのは、睡眠の中でもいちばん不思議な領域——**夢の世界**なんだ。

レッスン3——夢の世界を冒険する

①時空を超え、すべての不可能が可能となる不思議な世界へようこそ！

②夢は、脳の下側にある神経から脳へと信号が放たれることによって生じる。その神経からは、目が覚めている時、興味をそそらないような音がシャットアウトされてしまう——だから、君は車の騒

音などに気づかないわけだ。それに、先生の延々と続く話だって、ダラダラ、ダラダラ、ダラダラ……。グー、グー。

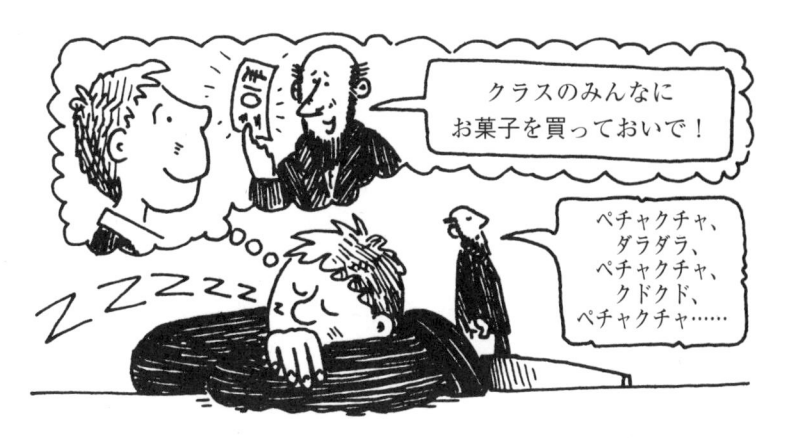

③夢はだいたい6〜10分間で終わるものだが、最長記録はなんと150分！　20年間の睡眠で、30万回も夢を見るんだ！

④ひと晩に数回、夢の世界へ旅をする。

⑤夢についてのいいニュースと悪いニュース。

いいニュース：楽しい夢を見る頻度の方が悲しい夢を見る頻度より3倍も多い。

悪いニュース：朝になるにしたがって、悪夢を見やすくなる。もし寝る前に君がこのページを読んでいるのなら、次の章は朝まで読まない方がいい——骸骨が出てきて、ガタガタ震えちゃうような夢なんて見たくないでしょ？

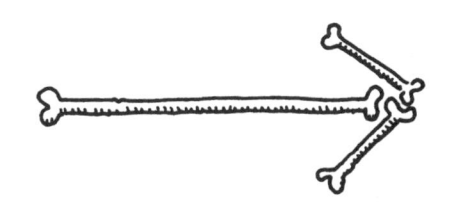

骨 ボーン と 震え グローン

骨は体重の25パーセントも占める

　恐いお化けの話にはガタガタ震える骸骨がつきもの。でも、骸骨はおもしろ半分にガタガタ震えているわけではない。震えるわけがない。ガタガタ震えているとすれば、それは骨が君のために骨を折ってくれているから。骨は折れたりうずいたり……、筋肉なんかがついていれば余計にうずく！

　そして、骨(ボーン)は医者たちをガタガタ震え(グローン)させてもいる。なんたって、医者は人体の206本の骨という骨をすべておぼえなくてはいけないんだからね！　次に、比較的おぼえやすい骨を紹介しよう。

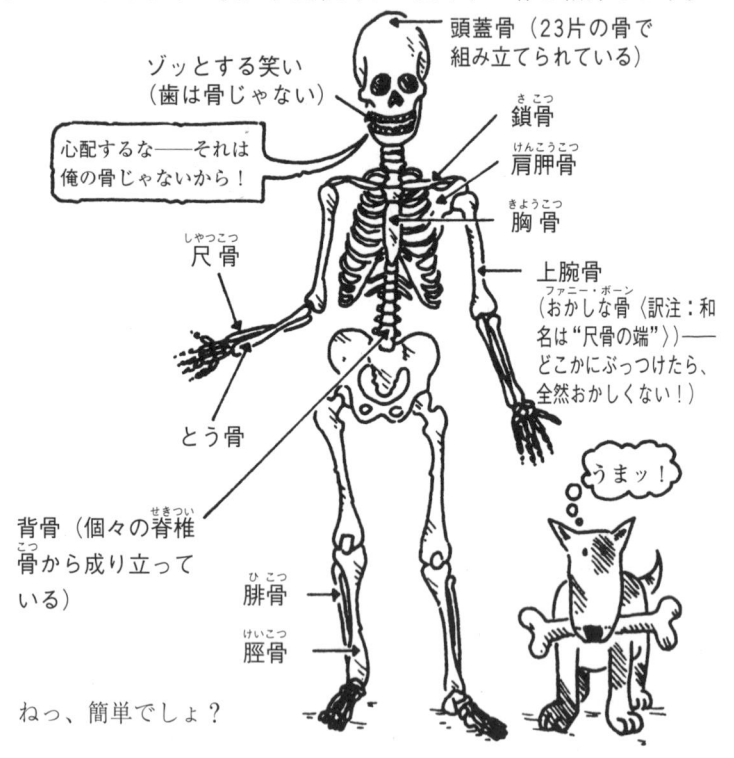

- 頭蓋骨（23片の骨で組み立てられている）
- ゾッとする笑い（歯は骨じゃない）
- 心配するな——それは俺の骨じゃないから！
- 鎖骨（さこつ）
- 肩胛骨（けんこうこつ）
- 胸骨（きょうこつ）
- 尺骨（しゃっこつ）
- 上腕骨　ファニー・ボーン（おかしな骨〈訳注：和名は"尺骨の端"〉）——どこかにぶっつけたら、全然おかしくない！）
- とう骨
- 背骨（個々の脊椎骨（せきついこつ）から成り立っている）
- 腓骨（ひこつ）
- 脛骨（けいこつ）
- うまッ！

ねっ、簡単でしょ？

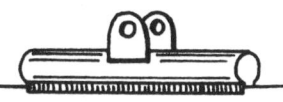

こんなこと、知らなかった！
骨が206本以上ある人もいる。長い間、馬に乗って過ごすと、太腿の辺りに通常はない骨が発達することがある。また、肋骨がひと組余分についている人もいるんだよ！

骨の実体ファイル

名称：骨

位置：骨は骨格を形成し、その重さは体重の25パーセントを占める。"コラーゲン"という硬い繊維質の物質からできていて、さらに他の硬い物質と混ざりあい強化されている。

プラス面：体をまっすぐに支えたり、筋肉が収縮するための軸になっている。

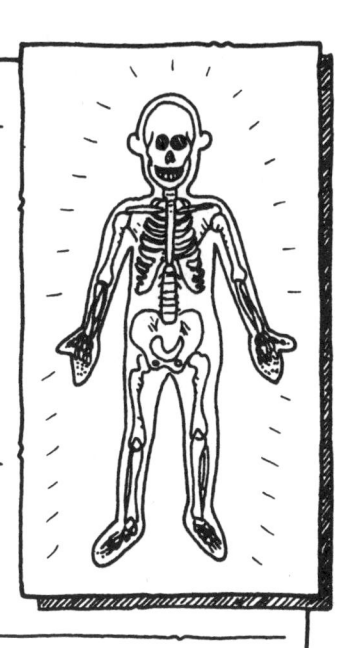

マイナス面：太腿から骨を抜き取ってしまうと、紐のように結んでしまえる（ギョエ〜ッ）。

驚きの特徴：骨折をしても自然に治る。折れてしまった断片が元通りに配置されているかぎり、古い骨を覆うようにして新しい骨が育つんだ。

骨と震え

骨の内部事情!

　骨には、中がスポンジ状になっている硬いものや、長かったりくぼんでいたりしていて、中心部分が空洞でゼリー状の赤い骨髄で満たされているものがある。犬は骨髄が大好き。骨髄は肉汁いっぱいで栄養満点だからね。君の好物でもあるはず。この驚くべき骨髄では、毎日、新しい血球が**1730億個も**作られているんだ。

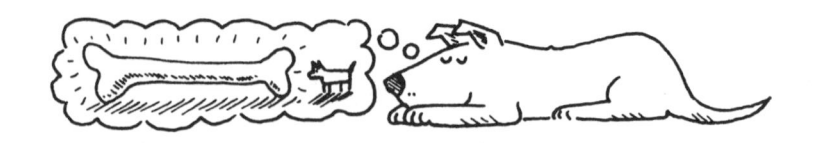

　顕微鏡を通して骨を見てごらん。小さな穴が空いているのが見えるでしょ。その小さなトンネルみたいな穴が血管や神経の通り道になっているんだ。

　それらの小さなトンネルは、クラプトン・ハバースという発見者のへんてこりんな名前にちなんで、"ハバースの運河（訳注：和名は'ハバース管'）"と呼ばれている。この小さなトンネルを"運河"と呼ぶなんて、本当、変だよね。でも、少なくとも"クラプトンの骨の穴"って名づけられるよりはマシかな。

先生の骨をガタガタ震わせるテスト

　君の先生だって、次のテストのようなとっても興味深い事柄について、一体どれくらい知っているというのか？──疑問だよね。鬼のように難しいテストだけれど、骨を折って答えを勉強して先生の無知を暴いてやろう！

①人間の骨格でたったひとつしかない骨はどれ？
(a)尾骨
(b)尺骨
(c)鼻骨

②重たいものを支えるのに、次の中で最も丈夫なのはどれ？
(a)石の柱

(b)コンクリートの柱

(c)足の骨

③キリンには首の骨が7本ある。では、人の首の骨は何本？

(a)3

(b)7

(c)12

④赤ん坊の骨は何本？

(a)206本、成人と同じ

(b)86本

(c)350本以上

⑤チベットでは頭蓋骨をコップとして使っている聖者もいるという。その身の毛もよだつようなコップ。どれくらいの量の飲み物が入るのかな？

(a)500ミリリットル

(b)1.5リットル

(c)ゼロ——目玉の部分から漏れてしまうから。

⑥足首のポコッと突き出ている部分を形づくっているのは何という骨？

(a)脛骨の内果、外果

(b)足首の骨

(c)かかと骨の頂上

⑦ウォルム骨って何？

(a)足の小指で揺れ動く小さな骨

(b)赤ん坊の頭蓋骨に稀に認められる余分な骨

(c)寄生虫が住む骨

答え：①(a) そう、人間にも尾骨がある！尾骨は背骨の終端部分に3～5本の骨が繋がったもの。体の外に突き出ていないだけだから、心配はいらないよ！②(c)、③(b) キリンの骨は長くはないが、人の背骨と共に縮小しているよ。④(c) そういった部分は骨が多くあって、歯と一緒の硬い組織が成長と共に結合している。⑤(c)、⑥(a)、⑦(b)

骨と震え

先生の得点診断

0〜3：率直に言って、頭の中は空っぽ！　骸骨レベル。

4〜5：少しだけなら教わるに値する。けれど、その知識はむき出しの骨組みレベル。

6〜7：骨学者*レベル。研究用の本物の人骨が自宅にあったりするのでは？

*骨の専門家のこと。

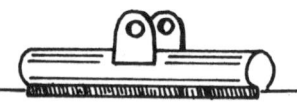

こんなこと、知らなかった！

骨学者は骨を調査し、その骨の持ち主を特定する手がかりを探す。君にはそんなことができるかな？　次に紹介する、本当にゾクゾクしちゃう嘘のようで本当のミステリーを解決してみよう。

さまよえる骸骨

1976年12月7日カリフォルニア州ロングビーチ

ひとりのTVカメラマンが、これから彼を襲うだろうおぞましいショックなど感じようはずもなく、その場に居合わせていた。彼は遊園地のお化け屋敷でTVシリーズ番組の収録にあたっていた。そして、マネキン人形を運ぶ手伝いをしている時のこと。おそろしい形相をしたマネキン人形から腕がポロッと抜け落ちてしまったのだ！　妙にリアルなその腕。なにしろ皮膚の下から骨が見えているのだから！

事は警察沙汰になり、そのマネキン人形のとんでもない真実が明らかとなった——かつては命の宿る本物だったのだ！　そして、警察の調査によって3つのおぞましい事実が判明した。その死体が毒薬に漬けられていたこと、体内から1914年製の古いタイプの弾丸が見つかったこと、また、口の中から1924年に鋳造されたコインが1枚見つかったこと。以上、3つだ。

その後、警察の調査の手はその死体の過去の所有者へと及んでいった。前の所有者（その死体をマネキン人形だと疑わなかった）は、遊園地などにおそろしい形相の人形を展示するのが仕事の、色鮮やかな衣装を身にまとった興行師たちだった。彼らの中でいちばんの古株が、その人形（死体）をオクラホマ州で買いつけたことを思い出した。

　その証言をもとに、その土地に詳しい者たちが死体の身元を洗い出した——荒くれ者のカウボーイ、エルマー・マカーディ。

　1911年10月7日の夜明け、エルマー・マカーディの運もとうとう尽きようとしていた。保安官たちがマカーディの跡を追ってやってきたのだ。マカーディは、干し草置き場に隠れて1夜を過ごし、盗んだウイスキーを飲んで疲れきった体を癒していた。

　ちょうどその時のことだった。ひとりの少年が保安官たちに選出され、その隠れ家へと送り出されてきた。

　少年が叫ぶ。

「マカーディさん、降伏して下さい！」

　荒くれ者がすごみのきいた声で怒鳴り返す。

「ヤツらを地獄へ送るのが先だ！」

　壮絶な銃撃戦の末、ブーツを履いたままあの世送りとなったマカーディ。その場にあった彼の6丁の拳銃には弾ひとつ残っていなかった。その後、彼の屍は葬儀屋に引き取られることになり、さらし者へと成り下がってしまった。

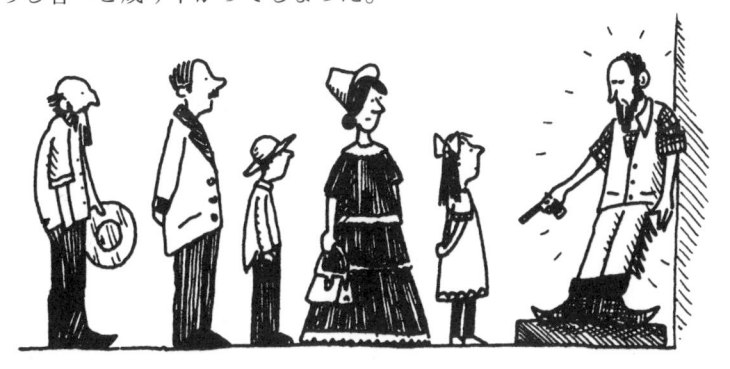

骨と震え

その遺体を買い求めに数多くの者たちが訪れたが、だれもかれも断られた。そしてしばらくしたある日のこと、葬儀屋の前に、エルマーと幼いころに生き別れた弟だと名乗る者が現れ、死体を譲り受けることになった。だが、その3カ月後、エルマーの遺体はテキサス州のあるストリート・ショーで見せ物となっていたのである。
　さて、ここで問題。いくら骨の専門家だからといって、本当に死体がマカーディ本人のものだと証明できるのだろうか？
　次に、1911年当時の荒くれ者・マカーディについての特徴を記しておくから、どれが骨から特定可能なのか、考えてみよう。

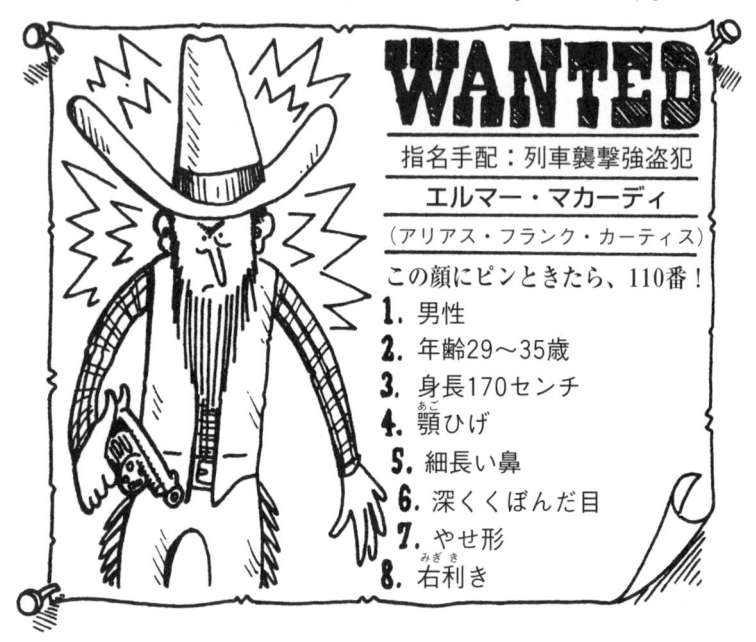

WANTED

指名手配：列車襲撃強盗犯

エルマー・マカーディ

（アリアス・フランク・カーティス）

この顔にピンときたら、110番！

1. 男性
2. 年齢29〜35歳
3. 身長170センチ
4. 顎ひげ
5. 細長い鼻
6. 深くくぼんだ目
7. やせ形
8. 右利き

答え：1．可／女性の骨盤は比較的広いから。2．可／歯槽を観察することにより一部が特定できていくから。3．可／大腿骨の長さから推測する。4．5．6．不可。7．可／骨格から体格がわかる。8．可／右腕の骨が左腕の骨より発達した痕跡があるかどうかからわかる。

骨を分析することによって、科学者たちはその持ち主を特定できる。決定的な証拠となったのは、荒くれ者の頭蓋骨の形が、発見された古い写真のものと完全に一致したことだった。

そうして、紆余曲折の末に、ようやくエルマー・マカーディの遺体は厳かに埋葬されることとなる——死後、約66年目のことだった。

関節はどのように動くか？

どう？　骨の専門家にはなれそうかな？

もし見込みがあるのなら、骸骨をつなぎあわせる方法を知っておかないとね。

骨と骨とは関節でつながっているもの。だから、つなぎあわせの秘訣は関節にあるといっていい。ただ、この作業が容易ではない——なにしろ、関節の数は200以上もあるんだから！

次に、主な関節を紹介しよう。

①蝶番関節

膝などの関節で、ドアの蝶番のように前後に動く。ただ、左右にはほとんど動かない。

②滑走関節

足首の骨などで、上下左右に滑らかに動く。

③球関節

腕や太腿などを動かす関節で、名前が示唆するように、ほとんどどの方向にも動く。

④車軸関節

この関節のついた骨は上下左右に動く。

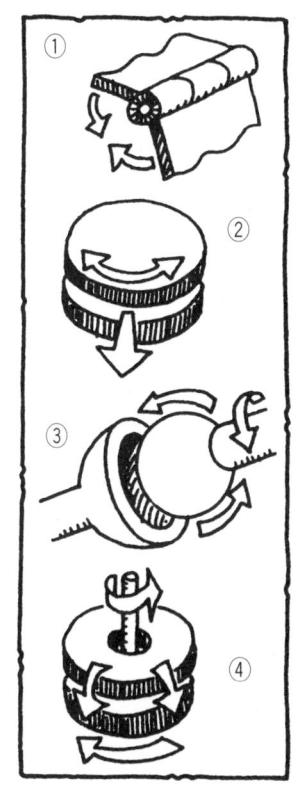

⑤鞍関節

ちょうど鞍にまたがる騎手のような感じ。あらゆる方向に揺れたり、傾いたりする——落馬の心配なし！

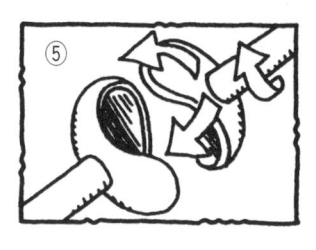

ラッキーな靭帯

ちょっと想像してみて。君の腕がボールを投げる度に抜け落ちてしまうとしたら……。大丈夫！　そんなことはありえない。骨と骨とは関節の上から"靭帯"という丈夫な紐でしっかりと結びつけられているんだ。曲芸師はこの靭帯を伸ばして、体をゾクゾクするような体勢に折り曲げたりできるよね。マネなんかしちゃダメだぞ！　でも、知ってた？　君が体の至る所を掻けるのも、この靭帯と関節のおかげ。これはとてもラッキーなこと。特に背中を掻いてくれる人が近くにいない時なんかにはね。ときどき自分の背中を掻いてみるといいよ——もちろん、**理科の授業中以外**にだけれど。

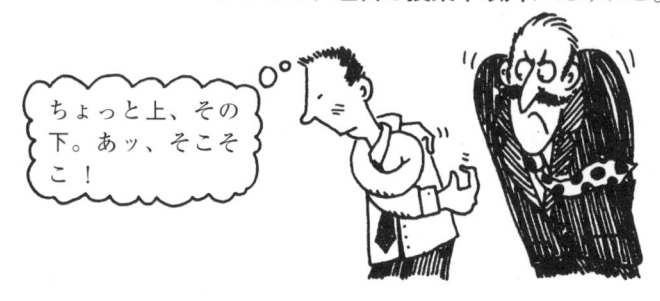

ちょっと上、その下。あッ、そこそこ！

汁のしたたる関節は、スムーズに動く

関節は驚くほど静かだ。ガタガタ震えたりしない——ましてや、ギシギシきしんだりすることもない。君が忍び足でこっそりと歩けるのも、主な関節にはすべてピチャピチャした液体入りの袋がついていて、クッションの役割を果たしているから。この液体や、骨の先端を覆っている"軟骨"という軟らかい物質のおかげで、関節を滑らかに動かすことができるんだ。軟骨は、鼻筋を形成している物質と同じで、ニワトリの骨の場合は"やげん"とも呼ばれている。

悲鳴を上げる筋肉

　関節がどんなにしなやかだったとしても、それだけでは体を動かすことはできない。筋肉の力を借りないとね。そこで、**いいニュース**：君の全身には600以上もの筋肉がついている。**悪いニュース**：筋肉痛ですごくズキズキして、苦痛に悲鳴を上げることもある。

悲鳴を上げる筋肉の実体ファイル

名称：筋肉

位置：皮膚の下にあり、様々な体の部位を覆っている。

プラス面：いつも仕事に一生懸命。内臓から内臓へと食べた物を運んだり、血液を体内に循環させたり……などなど。

マイナス面：筋肉の絞り上げる力は驚くほど強力で、その力で骨が折れるくらい！　でも、ちゃんとセンサーがついていて、そこまで強く絞り上げることはないけれど。

驚きの特徴：筋肉は腱(けん)によって骨にしっかりと固定されている。腱は滅多(めった)なことでは切れない。でも、58トンの重りを吊(つ)したりなんかしてはダメだぞ！

筋肉を観察してみる

　筋肉を把握(はあく)するには、近くでよーく観察する必要がある。ほら、

骨と震え

もっとずっと近くだよ……。

筋肉を半分に切断すると、紐状のスジがたくさん集まった束のように見える。

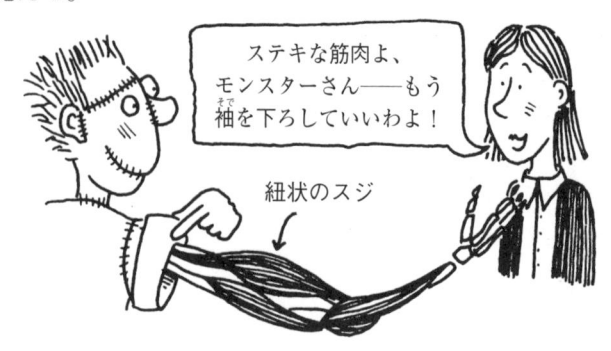

> ステキな筋肉よ、モンスターさん——もう袖を下ろしていいわよ！

紐状のスジ

もっと近くで見てみると、1本1本のスジがさらに小さなスジでできていることがわかる。その小さなスジは"筋原線維"と呼ばれているんだ。

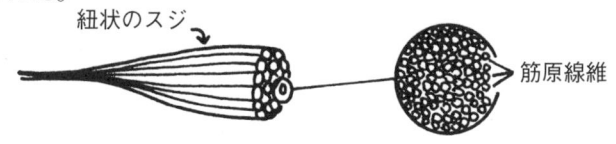

紐状のスジ　　筋原線維

筋肉の、マジメな動かし方

①神経にお願いして、筋肉へ信号を送らせる。ちゃんと筋原線維が反応して縮むかどうか、注意すること。

②筋肉を動かすエネルギーとなる糖分が、血液中に十分含まれているかどうか、チェックする。

③筋肉には化学物質が含まれていて、糖分の分子を分解することによってエネルギーを作り出す。

ただ、筋肉を動かす前に知っておくことがまだあるんだ……。

こんな筋肉があるのを知っていますか？

①各々の筋肉には、ややこしくてド忘れしてしまうような名前がついている。

次の筋肉の名前をおぼえられるかな？
(a) 大殿筋——お尻。座り心地のよいクッション。

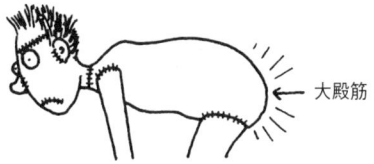

← 大殿筋

(b) 指屈筋——人の鼻先で指をふる。

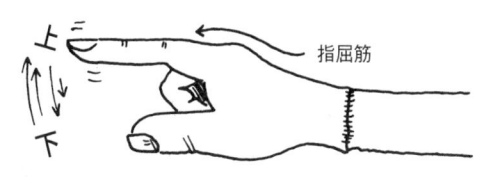

指屈筋

(c) 上唇鼻翼挙筋——鼻に皺を寄せる。この言葉を言うだけで鼻に皺が寄ってしまいそうだよね！

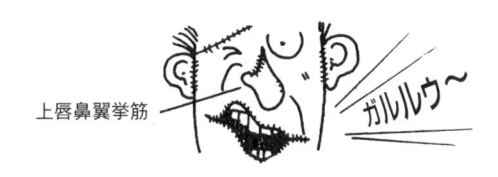

上唇鼻翼挙筋　　ガルルウ〜

②筋肉というのは、引っ張ることはできるが、押すことはできない。そのため、一対のペアになっていて、片方がある方向に引っ張り、もう片方がそれとは逆の方向に引っ張るようにできている。

③筋肉が腱に引っ張られるのを見ることができる。手でジャンケンのグー、パーをしてみるとわかるよ。

④"あっかんべー"のように舌を突き出す動作では、筋肉が後ろから舌を押し出しているわけではない。筋肉が舌を引っ張って、舌を前へと押し出しているんだ。

⑤歳をとると、硬いゴムのようなスジが筋肉の中にできてくる。だから、巨人やモンスターはスジだらけのおじいちゃん、おばあちゃんを食べたがらない。彼らの好物は、汁のしたたるような軟らかい**子供！**　助けてくれぇ〜！

骨と震え

運動するのは体に悪いの？

えーと、正直にいって、君はどのくらいの間を走っていられる？ 別に走る以外でもどんな運動でもいいから、どのくらいの間、うめき声を上げずに体を動かしていられる？ それとも、君は大きなポップコーンの袋を片手にソファーに寝っ転がって、ゴロゴロしていたいタイプ？ もしそうなら、いい知らせ。運動が**体に悪い**ことだってあるんだ！ どんなスポーツにだって、政府が定めた健康に関する警告文が記載されてもいいくらいさ。

ゾクゾクする警告・その1 ソファーから離れるのは危険！ 急に動くと、君の心臓は突然、脳に血液を送らなければならなくなる。けれど、その送られる血液の量というのが一定ではないんだ。時には、脳に十分な血液が行き渡らず、めまいを起こしてしまうことだってある。飛行機のパイロットが急旋回した時に気絶してしまったりするのもこのためだ。

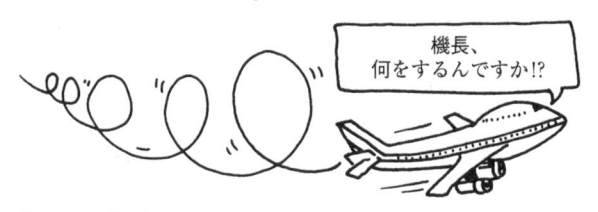

機長、何をするんですか!?

ゾクゾクする警告・その2 ソファーで寝転がっていない時でも大変。たとえば、走るっていう運動は体にとってゾクゾクするくらいの重労働。君の可哀そうな脚や足首には、なんと体重の**6倍**もの**負荷**がかかっているんだ。足の裏が地面にバタッと叩きつけられるでしょ？ その時、贅肉はブルブル、脳はピチャピチャ。わずかだけれど、目玉だってビョンビョン弾んでるんだよ！

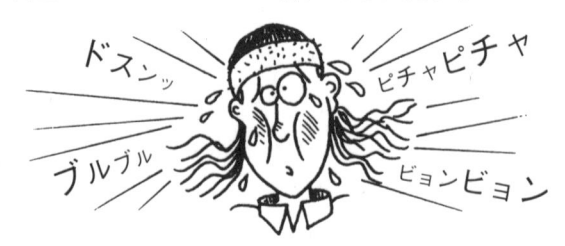

ドスンッ　ピチャピチャ　ブルブル　ビョンビョン

ゾクゾクする警告・その3　激しい運動は、特に体によくない……、思わずうめき声を出してしまうような痛みをもたらす危険性だってある。

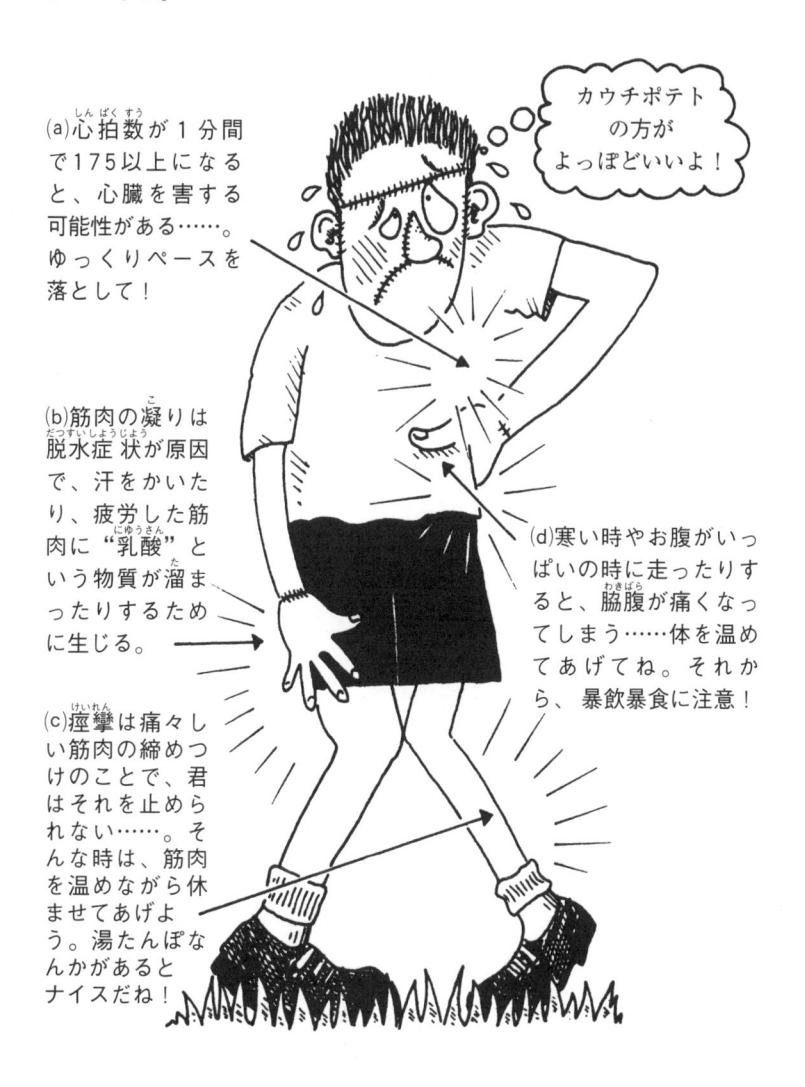

(a) 心拍数（しんぱくすう）が1分間で175以上になると、心臓を害する可能性がある……。ゆっくりペースを落として！

(b) 筋肉の凝（こ）りは脱水症状（だっすいしょうじょう）が原因で、汗をかいたり、疲労した筋肉に"乳酸（にゅうさん）"という物質が溜（た）まったりするために生じる。

(c) 痙攣（けいれん）は痛々しい筋肉の締めつけのことで、君はそれを止められない……。そんな時は、筋肉を温めながら休ませてあげよう。湯たんぽなんかがあるとナイスだね！

(d) 寒い時やお腹がいっぱいの時に走ったりすると、脇腹（わきばら）が痛くなってしまう……体を温めてあげてね。それから、暴飲暴食に注意！

カウチポテトの方がよっぽどいいよ！

骨と震え

たったひとつ、たったひとつだけ、運動よりもっと体に悪いことがあるんだ。それは……、**運動しないこと**。では、運動しないと手に入らないものを見てみよう。

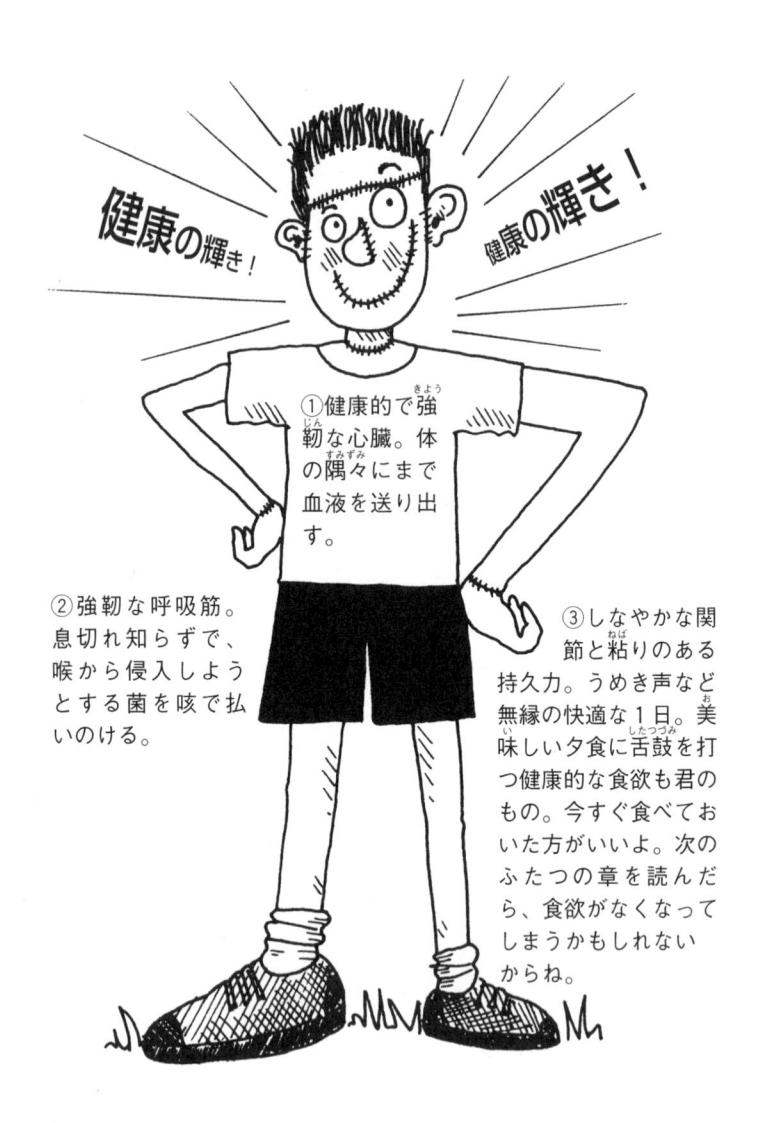

健康の輝き！　　健康の輝き！

①健康的で強靭な心臓。体の隅々にまで血液を送り出す。

②強靭な呼吸筋。息切れ知らずで、喉から侵入しようとする菌を咳で払いのける。

③しなやかな関節と粘りのある持久力。うめき声など無縁の快適な1日。美味しい夕食に舌鼓を打つ健康的な食欲も君のもの。今すぐ食べておいた方がいいよ。次のふたつの章を読んだら、食欲がなくなってしまうかもしれないからね。

〰 消化機能は気色悪い 〰

あふれんばかりのクリームとアイスがのったチョコレートケーキはいかが？ それに、ジャム入りプリンに分厚いカスタードなんて、考えるだけでもお腹で雷(かみなり)がゴロゴロする？ もしそうなら──この章は、ゾクゾクするくらい不味(まず)いものになるはず。

だって、想像してみてよ。食べた物がクチャクチャ噛まれてすりつぶされ、ビチャビチャになって体に吸収されていく光景を。それはすべて気色悪い消化分泌液(しょうかぶんぴつえき)の仕業(しわざ)なんだ。

消化腺(しょうかせん)が分泌する液体はどのくらいの量？

"腺(せん)"とは、液体を分泌する体の一部分。内臓の様々な場所に潜んでいる──君の食べた物に消化分泌液のスプレーをおみまいしようとね。でも、この腺の分泌する液体の量がゾクゾクするくらい膨大だなんて信じられる？ 言っておくけれど、小さな水鉄砲どころの騒ぎではないよ……。

- 唾液(だえき)→ 2リットル*
- 胃液(いえき)→ 1〜2リットル
- 膵液(すいえき)→ 1〜1.5リットル
- 胆汁(たんじゅう)→ 1リットル

合計、毎日6リットル以上！

*唾液のほとんどは、結局、ゴクゴク飲み込まれてしまうんだ！ そう、一生でなんと唾液5万リットル！ お風呂を100回入れてもお釣りが来るくらいの量なんだよ！

消化分泌液には"酵素(こうそ)"という物質が含まれている。酵素はゾクゾクするくらいの働き者で、食べた物の分子をさらに小さい食物(しょくもつ)分子へと分解し、体に吸収されやすくしているんだ。

体温が高ければ高いほど、この分解のスピードは上がる。ただ、60度に達すると急に止まってしまうんだ。でも、よく聞いておいて。そんなに体温が上がったら、まず君の方が最初にゆで上がってしまうよ！

酵素の働き……、自分自身で調べてみる？

"レンネット（凝乳酵素の一種）"はビチョビチョした物質で、"レニン（ヒトの胃に見られる酵素）"を含んでいる。まず、次に紹介する実験材料を使っていいかどうか、ちゃんと許可を取ってね。それから、ガスコンロを使うので、誰か大人に手伝ってもらうこと。

- 新鮮な牛乳850ミリリットル
- 砂糖
- レンネット
- シチュー用の鍋
- 料理用のボール
- 大きめのスプーン

①牛乳を鍋に入れてよくかき混ぜ、温まるまで待つ。熱くなるまでやってはダメ。**くれぐれも沸騰させないように！**
②ボールに牛乳を移し、大さじ1杯の砂糖を入れてかき混ぜる。
③暖かい場所にボールを置いておく。

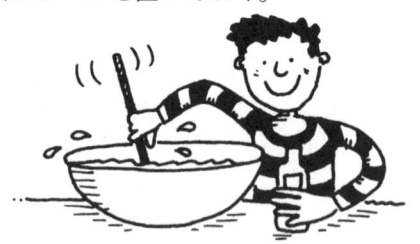

④大さじ1杯のレンネットを加え、ゆっくり優しくかき混ぜる。それから10分間、ボールには触らずに置いておく。
⑤10分後……、牛乳はどうなった？

ゾクゾクするようなヒント：実験が成功していたら、レニンが牛乳を消化しているはずだよ。

(a)ベトベトした白いかたまりが混ざった、気色悪い臭いの黄色い液体。

(b)ブヨブヨした固形物。

(c)変化なし。

> **答え**：(b) 塩をたくさんふりかけるとおいしい（食べる勇気があればの話だけど）！ (c) と答えた人は、牛乳の瓶が古すぎて、それでは、実験が成功しない。

ゾクゾクするくらいの健康食

君は食べ物にうるさい？　君の体はうるさいよ！　健康を維持するためには、バランスのいい食事を摂るにかぎる。つまり、次に紹介する食べ物の全種類のこと。君の好きなものばかり食べていては**ダメだぞ！**

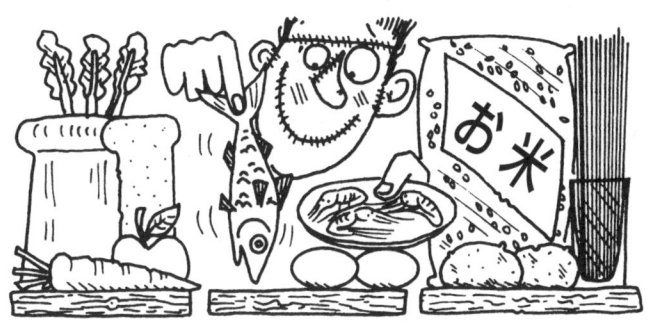

①繊維質は、内臓が食べた物をしっかりと受け止めて、トイレへと向かう長い長い旅路を歩ませるのに役立つ。

②タンパク質は、細胞内の壊れた箇所を直したり、新たに細胞を作り出したりするのに役立つ。体の10パーセントはこの物質で構成されている。

③炭水化物は、でんぷん質の食べ物に含まれている。消化されると糖質に変わり、細胞のエネルギーとなる。

消化機能は気色悪い

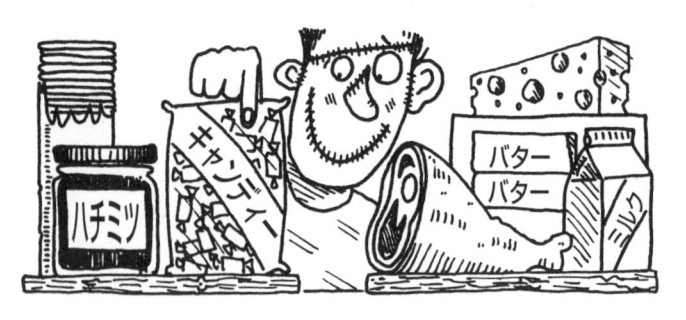

④糖質は、体にとっての手軽なエネルギー源。どんなに怠惰な体でも糖質をすみやかに細胞に与えることができる。

⑤脂質は、エネルギーの便利な貯蔵庫。細胞を作る際に役立ち、お腹の周りでブヨブヨした層になっていることが多い。

栄養たっぷり。でも食べたくないサンドイッチ

繊維質、タンパク質、炭水化物、糖質、脂質のそれぞれを含んだ食材を**ひとまとめ**にして、サンドイッチを作ってみる？

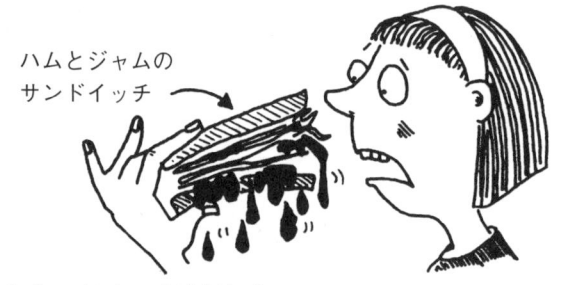

ハムとジャムのサンドイッチ

そんなサンドイッチはどれ？

①ハムとジャムのサンドイッチ。炭酸飲料付き。

②タマゴと炒り豆のホールミール・ブレッド（訳注：麦の外皮〈の一部〉も粉に挽いた小麦粉を材料に作られるパン）・サンドイッチ。ホットチョコレート付き。

③ポテトチップの白パン・サンドイッチ。レモネードを大量に流し込んだ、糖蜜ケーキ付き（ゲップ！）。

④レタスのホールミール・ブレッド・サンドイッチ。砂糖抜きのナッツ・バーとミネラルウォーター付き。

答え：①○と②ですね。イカちゃんソーメン、①と②で回して食べると、②○ですね。③×脚気、④×になってしまう。君なら、もうこういうものを体験するかな？

ゾクゾクするくらいの不健康食

これまで見てきた消化に関するゾクゾクするような事柄が、何でもなくなってしまうような、そんな不健康な食べ物。この世の中には、こんなゾクゾクする食べ物を食べる人もいるんだ。

①土を食べてしまう人もいる。これはゾクゾクするくらい不健康。土には細菌がウヨウヨしているから。それに、不味いだろうし……（マネしないで）。

②1927年、ある女性が激しい胃痛に襲われ、カナダ・オンタリオ州にある病院へと急送された。そして、検査の結果、なんと折れ曲がったピン947本を含む2533個もの異物が飲み込まれていたことが判明した（マネしないで）。

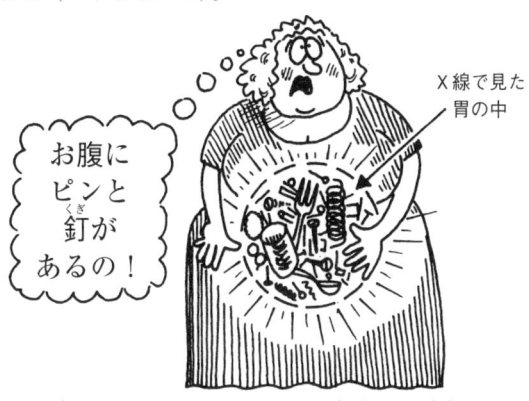

③しかし、"気色悪い食べ物大賞"の栄冠の行方は……、それはフランスのミシェル・ロティトの頭上に輝くことだろう。彼は、フランスで"ムッシュ・モンジュトゥー（無敵の胃を持つ男）"のニック・ネームで知られている。この"無敵の胃を持つ男"は、1966年以来、勝利への道を……ガツガツ食べ進んだ。

消化機能は気色悪い

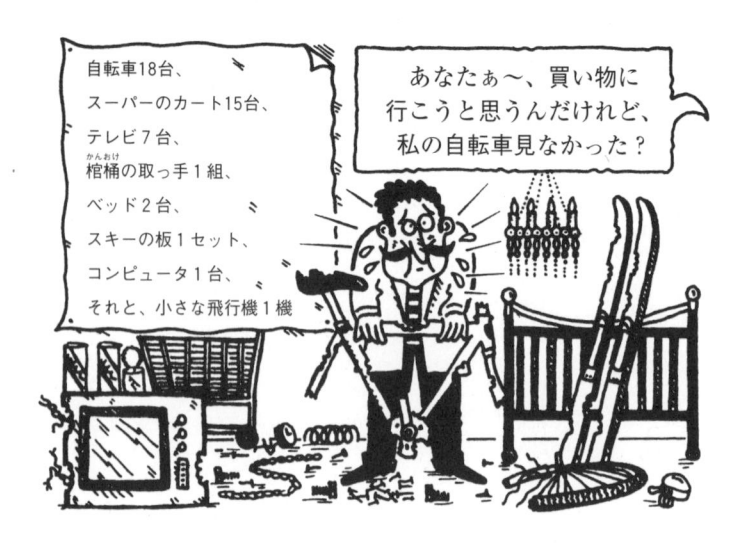

> 自転車18台、
> スーパーのカート15台、
> テレビ7台、
> 棺桶(かんおけ)の取っ手1組、
> ベッド2台、
> スキーの板1セット、
> コンピュータ1台、
> それと、小さな飛行機1機

> あなたぁ～、買い物に行こうと思うんだけれど、私の自転車見なかった？

そして、彼は毎日900グラムほどの鉄を食べていた。それも、すべて消化不良を起こすことなく（絶対にマネしちゃダメだよ——彼ほど運がいいとはかぎらないぞ！）。

④「何か食べたい」という衝動(しょうどう)は脳内の視床下部(ししょうかぶ)でコントロールされ、君に空腹だとか満腹だと知らせてくれている。そこで、ある科学者がネズミの視床下部を切除するという実験を行なってみた。すると、そのネズミは、ゾクゾクするくらい不健康な肥満(ひまん)ネズミになるまで、ガツガツ食べ続けたんだ。

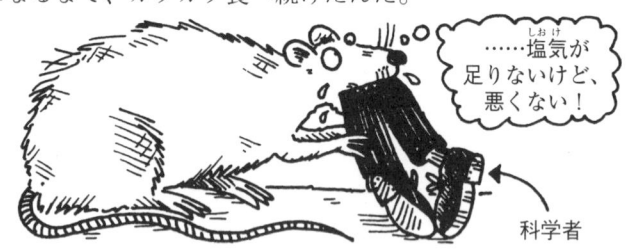

> ……塩気(しおけ)が足りないけど、悪くない！

← 科学者

⑤世の中では、今この瞬間にも、何億という数の人々が体重を減らそうとダイエットに励(はげ)んでいる。しかし、ゾクゾクするくらい不健康でもないかぎり、実際に体重を減らす必要などはない。たとえば、ウイリアム・J・コップのようでなければ……。

1962年、ウイリアム・J・コッブの体重は364キロもあった。まん丸の彼の体では、樽のようにコロコロ転がるだけしかなかっただろう。別に驚くほどのことではない——なにしろ、彼は91キロもの贅肉を運んでいたことになるんだから！　しかし、ある日、ウイリアムはとうとうダイエットを決意。それから1年以内に106キロにまで体重を落とすことができたんだ。なんと大柄な男性3人分の体重を減らすことに成功したんだよ！

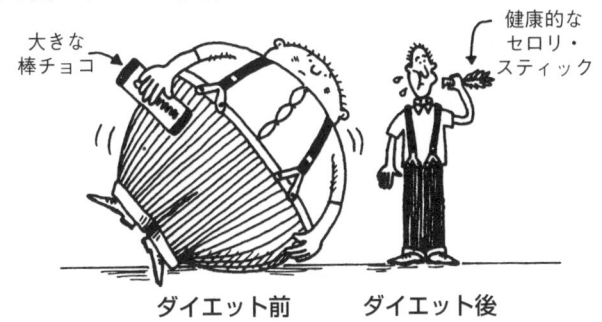

大きな
棒チョコ

健康的な
セロリ・
スティック

ダイエット前　　　ダイエット後

　⑥普通の人なら、だいたい体重の半分くらいまでしか減量はできない。絶食すれば、この減量にかかる期間は約3週間。ただ、そんなことをしたら、死んでしまうけれど——本当、不健康きわまりない！

ゾクゾクするくらいの健康をキープするには

　ゾクゾクするくらいの健康を維持するには、バランスのいい食事以上のものが要求される。目に見えないものや味がしないものだって摂取しなければならない。たとえば、ミネラル（無機質）。幸運なことに、君がこのミネラルを探し回る必要はない。食べ物には、普通、ミネラルが含まれているものだから、微量だけれど。でも、体にとってはそのくらいの量で十分！　ミルクシェイクをすすったりすれば、骨に感謝されるはずだよ。牛乳には、骨を作るカルシウムやリンといったミネラルが含まれているからね。その他にも、"ビタミン（訳注：「生命のアミン」が原義）"という物質があって、本当に**命を左右するくらい重要なもの**なんだ。

消化機能は気色悪い

なぜ、ビタミンは大切なのか?

ビタミンはとても重要。だって、ビタミン不足はゾクゾクするくらいの不健康を招くことになるからね。どう? 青野菜をガツガツ食べる気になったかな?

ビタミン	豊富に含む食べ物	不足すると……
A	牛乳、バター、タマゴ、魚の脂、レバー	病気のオンパレード。暗いところでは目が見えなくなる。
B_1と9つのビタミンB群	酵母(こうぼ)パン、ホールミール・ブレッド、牛乳、ナッツ、生鮮野菜	犠牲者はエネルギーを失い、寝床から起き上がれなくなる——月曜の朝より質(たち)が悪い。
C	オレンジ、レモン、生鮮果物・野菜	歯が抜け、歯茎(はぐき)から出血して、体に黒っぽいシミができる。それと口臭もひどくなる。ウゲェ〜!
D	魚の脂、乳製品	骨が曲がったり、がに股になったりする。スポーツ選手にとっては最悪だ。
E	ホールミール・ブレッド、玄米(げんまい)、バター	不明。科学をもってしてもいまだ解明されていない。
K	青野菜、レバー	血液が凝固(ぎょうこ)しにくくなる——そこら中が血だらけだ!

ビタミン不足がもたらす気色悪い症状の数々を明らかにするために、科学者たちが繰り広げた悪戦苦闘は、まさに試行錯誤の連続だった。しかし、これらの医学的なミステリーを解き明かすことはまた、彼らの誇りとするところでもあった。

病気のニワトリのミステリーを追え！

　エイクマン・クリスチャンソン氏は途方に暮れていた。

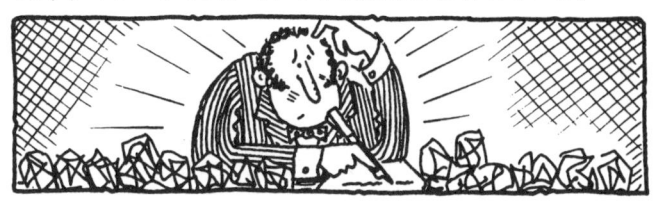

　1884年にインドネシアへ渡った彼が研究していたのは、地元の人々に"できない"と呼ばれる原因不明の難病だった。

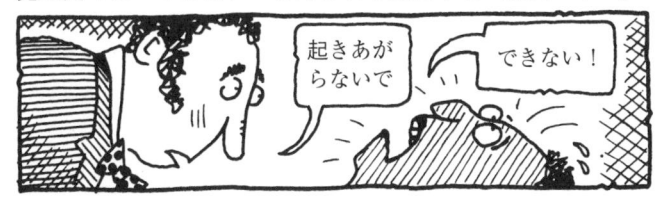

「起きあがらないで」
「できない！」

　彼は、病原菌と思われるものを動物に注入してみた。しかし、その動物には変化なし！

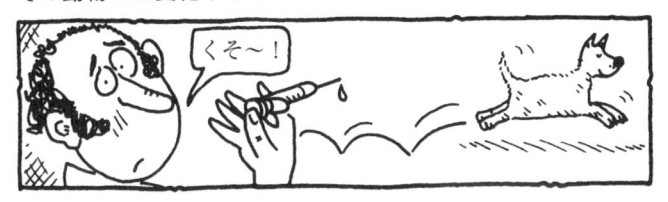

「くそ〜！」

　間もなく彼の家畜のニワトリがその難病にかかってしまった。

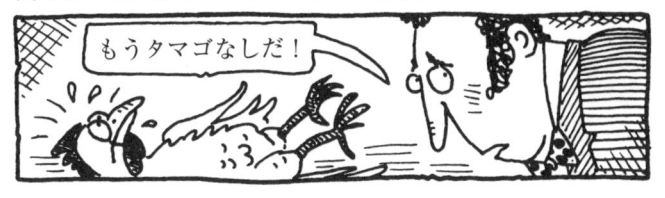

「もうタマゴなしだ！」

消化機能は気色悪い　91

しかし、ニワトリを他の場所へ移すと、健康を取り戻すことができた。なぜだ？

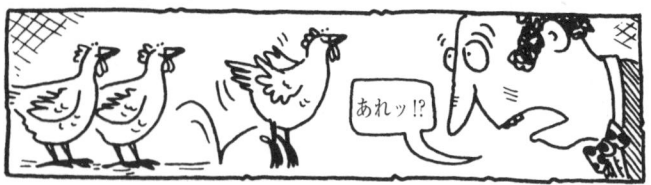

あれッ!?

たぶん、新鮮な空気を吸いたかっただけなのかも。

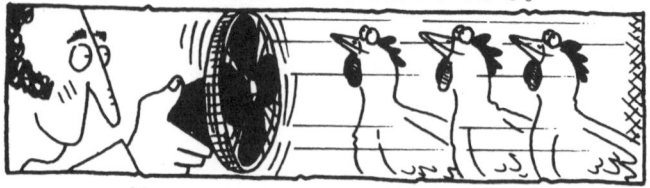

もしくは、餌が変わったから？　初めのニワトリ小屋では、炊いた白米が餌だった。

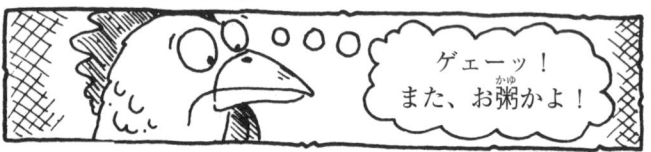

ゲェーッ！
また、お粥かよ！

しかし、今与えているのは玄米だ。

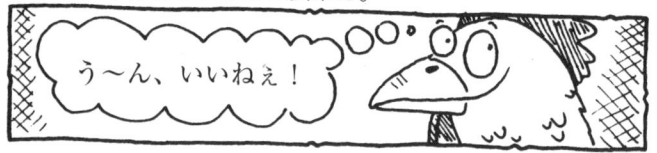

う〜ん、いいねぇ！

その後、玄米の外側の層にはビタミンBが豊富に含まれることが判明。そのおかげで、"できない"、つまり、"ベリ・ベリ（かっけ）"を未然に防げるようになったのだ。

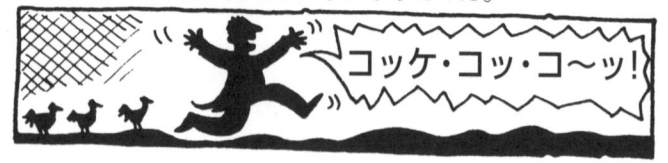

コッケ・コッ・コ〜ッ！

こうやって話すのは簡単だけれど、実際に、悪い米を食べたニワトリが病気になると証明するには、実験に次ぐ実験。それは、エイクマンにとって長年にわたる年月を要するものだったんだ。もっとも、ニワトリたちはと言えば……、事はさらに深刻だっただろうね。だって、想像してみてよ。何も知らずに餌を食べて、お腹の中に何か異変が起こるなんて……。恐いよね？　それじゃ、オウムが意味もわからないまま言葉を発するのと同じ。わけもわからないまま病気になってしまうんだから！　次の章は、そんな身の毛もよだつような体の部分について――そう、内臓についてだよ！

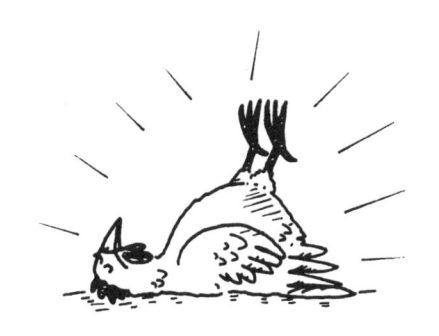

身の毛もよだつ内臓

　内臓は身の毛をよだたせる。口をひっぱたかれて言葉が出ないくらい気味悪くって、胃の中が泡立つくらいムカムカする。それに――自分の食べた物がどこへ行ってしまうのかなんて考えすぎると、もうその食べ物を食べたいとは思わなくなってしまう。

　もし内臓よりもっと身の毛のよだつものがあるとすれば、それはそんな内臓に胸をときめかせる科学者たち。それに……。そう、そのとおり。最後に出てくる臭いヤツもだろうね。ウゲェ～ッ！

身の毛もよだつ内臓の実体ファイル

名称：内臓

位置：ほとんどが胴体下部の胸部の下の辺りにある（イラスト参照）。

プラス面：消化された食べ物を吸収する。

マイナス面：内臓は途切れていないひと続きのチューブで、その長さは8メートルにもなる。大蛇よりも長い（ギョエ～ッ）！

驚きの特徴：内臓は腸間膜によって定位置に固定されている。内臓がピチャピチャ揺れ動くのを防いでひとまとめにしているのは、この腸間膜なんだ！

口の奥には何があるか……、自分自身で調べてみる?

大きく口を開けて！ ここがすべての始まり。ガツガツ、ムシャムシャの口——お菓子なんかを粉々にすりつぶす、内臓への第一関門。自分が食べ物のカスだったらどんな気分か、想像してみよう！

内臓への入り口、歯の話

まず第一に注意しなければならないのは、このヨダレのしたたる巨大な口。歯はエナメル質でできていて、非常に硬い。その硬さ、穴を空けるのにダイヤモンドが必要なほど。また、1本1本の歯は小さいけれど、その中にはちゃんと神経や血管が張りめぐらされている、他の体の部分とまったく同じようにね。

歯はすべて均一というわけではなく、それぞれの役割に適した様々な形をしているんだ。歯医者さんの床から拾ったものがあるから、そのサンプルをいくつか見てみよう。

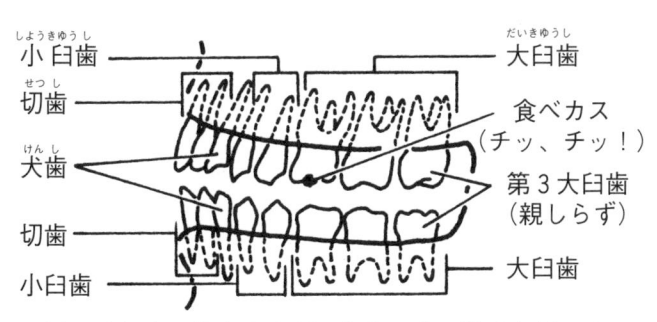

小臼歯（しょうきゅうし）
切歯（せっし）
犬歯（けんし）
切歯
小臼歯
大臼歯（だいきゅうし）
食べカス（チッ、チッ！）
第3大臼歯（親しらず）
大臼歯

さて、君には何本の歯があるだろう？ その数は年齢によって異なり、初めは幼いころの20本だけ。その最初の20本の歯は歳をとるにつれて抜け落ちてしまい、新しい歯が歯茎（はぐき）から生えてくる。

次に紹介する、それぞれの歯の総数の中で、自分のものにいちばん近いものはどれかな？

① 切歯　　(a) 2　(b) 8　(c) 4
② 犬歯　　(a) 2　(b) 4　(c) 8
③ 小臼歯　(a) 4　(b) 8　(c) 12
④ 大臼歯　(a) 4　(b) 8　(c) 12

身の毛もよだつ内臓

> 答え：①(b)、②(b)、③(a)または(b)、(幼い子供には(b)、大人には8本の小臼歯がある)、④(b)または(c)、(幼い子供には8本、大人には12本の大臼歯がある)。

次に紹介する口の中の部位がどこにあるか、わかるかな？

口蓋垂（ノドちんこ） この小さくてブラブラした、ゾクゾクするような部分は、日がな1日、口の中でぶら下がっている。口蓋垂の英語名"ユービュラ"の意味は"小さい葡萄"――なぜだかわかるでしょ？ ただ、なぜ口蓋垂がそこにあるのか、正確にはわからないんだ。何かを飲み込む際に役に立っていることは確かなんだけれど……。

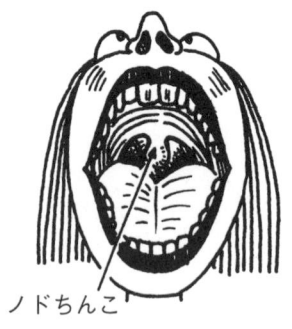

口腔内壁 この部分を顕微鏡で見ると、柔らかい細胞がたくさんあるのがわかる。この細胞は生命を全うすると、唾液の中に落ちて飲み込まれてしまう。結局、君は自分自身を食べてしまっていることになるんだ！

舌小帯 これは舌の裏にある、あまり美しいとは言えない部分のこと。血管があるのが見えるでしょ？ その血管が舌へ血液を送ってエネルギーを供給してくれるおかげで、話したり味わったりできるんだ（同時に両方しちゃうこともあるよね！）。

歯垢 歯に群れをなす虫歯菌の層――虫歯や口臭を引き起こす張本人だ（発見したら、すぐに磨き落とそう）！

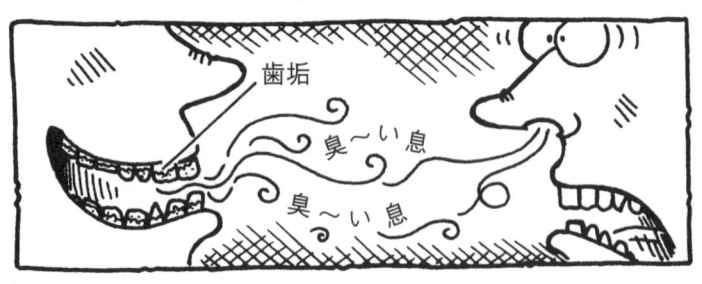

「飲み込む」というのは複雑な作業

　口をチェックしたら、飲み込む準備完了。たいていの人は何も考えずに、飲み込むという動作をしてしまえる。でも、これって、考えてみると奇妙なこと。たぶん飲み込むっていう動作が反射だからなのだろうけれど、それはゾクゾクするくらい複雑な作業なんだ。次の手順に従って試してみて（**注意**：このピッカピカでステキな本をヨダレなんかで台無しにしないように）。

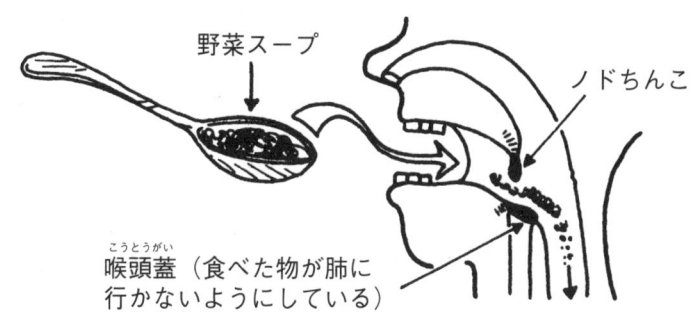

野菜スープ
ノドちんこ
喉頭蓋（食べた物が肺に行かないようにしている）

　①舌を使って、事前によく噛んだ食べ物を口の上の部分に押しあてる。

　②食べた物を喉の奥の方へ押し込む。

　③ノドちんこを上に揺さぶって、食べた物が自分勝手に鼻へと行かないようにする。アッ!?　ちょっと待って！　これは心配する必要がなかった――自動的に行なわれることだから。

　注意1：食べる時は笑わないように。笑うと、ノドちんこが**下に**揺さぶられる――つまり、たった今すすり込んだスープを鼻の穴からビチャビチャ吹き出してしまうことになる！

　注意2：飲み込んでいる時は息を吸わないように。気管の入り口には"喉頭蓋"という小さな蓋がついていて、物が入っていかないようにしている。けれど、息を吸ってしまうと、食べた物が気管に入って咳き込むことになる！

　食べた物は、飲み込まれた後、一体どうなってしまうのか――知りたい？　知りたくない……、知っておこうよぉ～！　**すっご～く**ゾクゾクするはずだよ。

身の毛もよだつ内臓　97

一度は行ってみたい内臓ツアー

　これぞ、身の毛もよだつ、スリリングなツアーの決定版！　月並みな観光旅行なんてもういらない。ピン先くらいの大きさに変身し、ピーナッツみたいな乗り物に乗り込む──そう想像するだけでOK。誰かの内臓の中を旅するんだ。それから、今、何が起こったと思う？　ちょうどランチが投入されたぞ！　こんな状況でも食欲があればの話だけれど……。

ゾッとしちゃうホリデー・カンパニーが自信を持って提供する……

身の毛もよだつ
内臓からの大脱出！

お昼休みの
旅へ
レッツ・ゴー！

〈お断り事項〉
①お客様が消化されて化学物質スープになってしまっても、当方ではその責任を負いかねます。
②ツアー中は、最後までトイレ休憩がありません。

1:00pm　いざ口の中へ。シートベルトをしっかりと締め、窓を閉めて下さい。外は濡れており、まもなく食道の滝を急降下します。ザップーンッ！

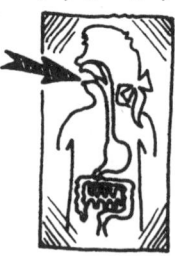

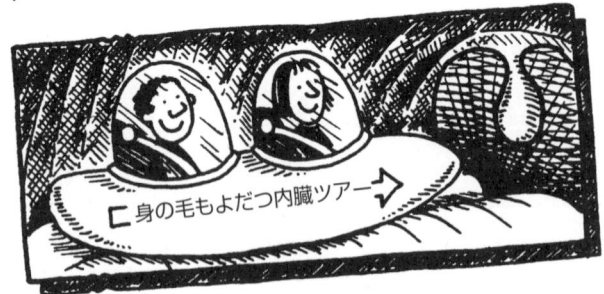

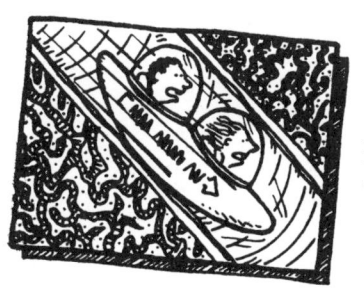

1:01pm
9〜13秒の驚異的な無重力状態。食道の下、25センチの位置まで押し込められました。

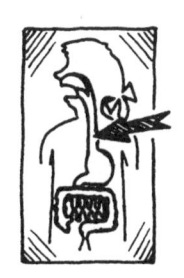

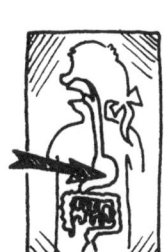

1:02〜6:00pm 胃にて5時間の停留。十二分にお時間がございますので、ネットリとした胃壁、それに、周り全体に空いている3500万もの消化分泌液(たんのう)の穴々を存分にご堪能下さい。

▶ 赤トウガラシが胃の中で彩(いろど)る、美しい夕焼け現象。

▶ 食べた物の中に閉じ込められたガスが奏(かな)でるピチャピチャという音色、ゴロゴロという胃の力強いとどろき。

▶ 20秒ごとに巻き起こる、胃の嵐による荒波のスリル(万が一、気分の悪くなられた方には、エチケット袋をご用意させて頂いております)。

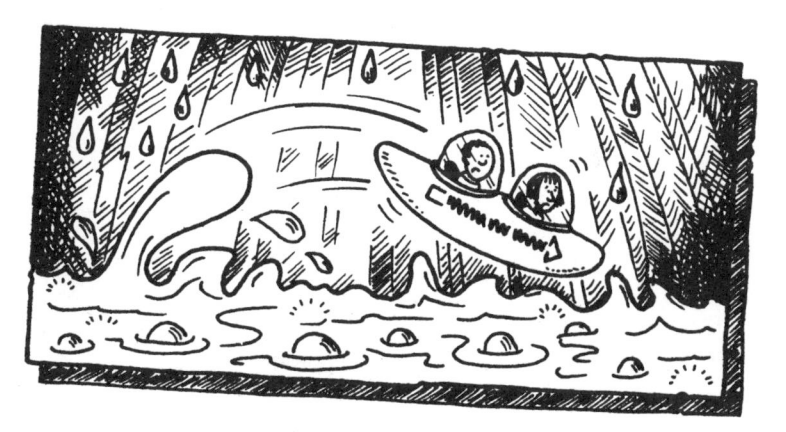

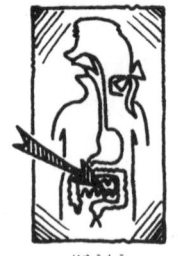

6:00pm ガクンとした揺れは、胃から腸へと移動した証拠。そこからが、小腸の絶景を楽しみながらの、リラックス効果この上ない6メートルのクルージング（分速度2.5センチ）。

▶ゆっくりと押し出される動きは、思わずうっとりしてしまうほどスムーズな滑降。ネバネバとした内壁が、腸自体を消化から守っています。

▶"絨毛"という500万個もの小突起物からなる腸内。そのビロードのような様はまさに驚愕もの。

▶辺り一面を覆うのは、膵臓や肝臓から吹き出される、酵素をふんだんに含んだ消化分泌液。息もできないほどの迫力です。

▶食べた物が化学物質に変わり、絨毛に吸収されていく神秘的な光景。

▶虫垂の謎。この、腸から突き出した指のような形の部位は、誰にでもついている。しかし、一体、何のためにそこにあるのか——それが謎なのです！

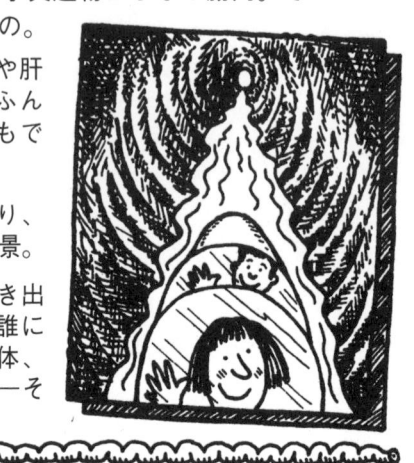

10:00pm 広々とした心地いい大腸にて、1夜を過ごします。とても静かな環境。耳を澄まして、リラックス効果のあるゴボゴボという水の音色を楽しんで下さい。それは、食べた物のカスが体内へ吸収される際に発せられる音です。

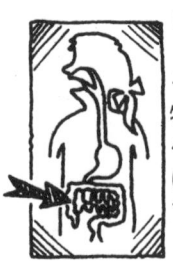

7:30am（予定時刻から数時間前後することがあります）救命胴衣を着用し、パラシュートによる脱出です。トイレ目がけて、ザップーン！

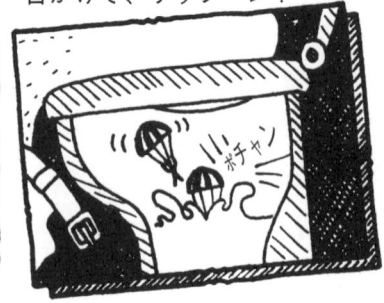

趣味の悪い科学者たち

まだ内臓についてあまり知られていないころ、その調査といえば、それはそれは大変な苦労を要するものだった。たとえば、身の毛もよだつムカムカするような推測や考察、そして、おぞましい催吐剤による実験……。

読者への警告：催吐剤とは、食べた物を吐かせる薬。嘔吐、つまり、吐くことは、胃の周りの筋肉が胃を強く締め上げることによって生じる反射運動である。

この章を読むことが嘔吐の引き金になる場合さえある。次に紹介する実験は、絶対に家で試さないように！ もちろん、学校でも！

催吐剤による実験

科学って聞くと、シミひとつない白衣や、何かキーキー音がしている奇麗な実験室を思い浮かべる？ だとしたら、**考え直して！** ここで、君が試してみるべきではない、ムカムカするような実験を紹介しよう。

①ルネ・レオミュール（1683〜1757）

彼の肩書き：フランスの有名な科学者。科学・工業技術をはじめ、ありとあらゆることに精通していたといっていい。

彼の催吐剤による実験：カイト（鳶）（この場合の"カイト"は鳥。凧ではない）を調教して、食べた物を吐かせるようにする。そして、その汚い吐かせた物をじっくりと観察し、半分消化された食べ物がどのようになっているかを調べる。

彼の気色悪い発見：鳥の内臓の中では肉が腐らなかった。それは胃の分泌する物質が物を腐らせる菌を殺していたためであった。

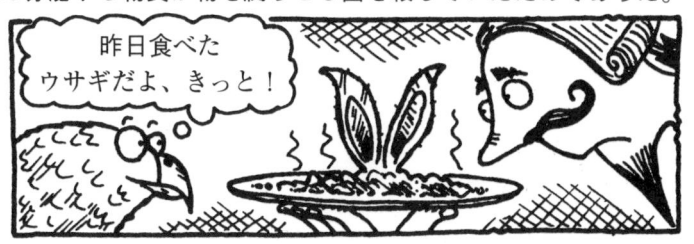

②ラザロ・スパランツァーニ（1729～1799）

彼の肩書き：イタリアの有名な科学者。火山、電気魚、雷雲の専門家。切断したカタツムリの頭がどのように再生するかの研究でも知られる。

彼の気色悪い研究をちょっと紹介
- チューブのように細長い食べ物を動物に飲み込ませて、後に吐き出させる。そして、その食べ物にどのような変化が起こるかを研究した。実験に用いられた動物には、猫、犬、牛、イモリ、羊、馬、蛇が含まれる。
- 同じ実験を自分自身でもやってみた。吐き気を催させる食べ物をちょっとだけ食べてみて、それを3回繰り返し、自分に起こる変化を見た。
- もう1度、吐き気を引き起こし、自分自身の胃液を研究した。

彼の催吐剤による実験：吐いた物が入った容器を暖かい場所に数時間放置しておく。

彼の気色悪い発見：食べた物は消化され続けた（胃から分泌された酵素が働き続けたため）。

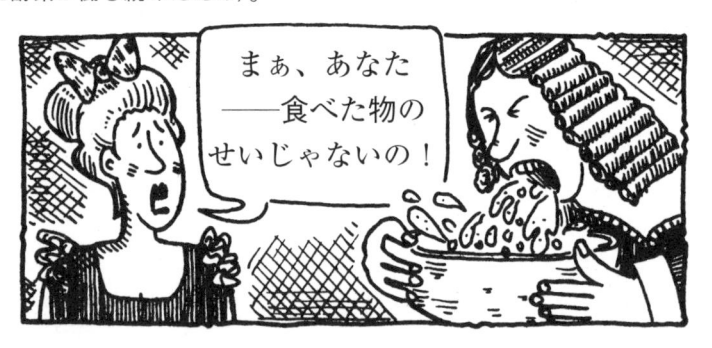

③**クロード・ベルナール**（1813～1878）

彼の肩書き：フランスの科学者。数多くの人体を切り刻み、血液と神経に関して様々な気色悪い発見をした。

彼の気色悪い研究をちょっと紹介
- 実験用の犬を人さらい（犬さらい）した。哀れなワンちゃんの

胃にチューブを突っ込み、そこで何が起こっているのかを調べた。

彼の催吐剤による実験：犬の膵臓から分泌される消化液を脂ののった食べ物につける。

彼の気色悪い発見：脂肪が消化されて、脂まみれになった（膵臓から分泌される消化液が脂肪を消化するため）。

さて、君は以上のような実験ができるかな？　してみたいと思う？　もし君の答えが「オエェー！」とか「トイレはどっち!?」だったら、君にはその任務を遂行するだけの強い胃がないっていうことだね。つまり、次に紹介するエピソードの現場である1822年のアメリカ・マキナック港にはいたくないっていうこと……。

お腹にポッカリ穴が空いた人間の研究

ある若者が苦痛に顔を歪ませていた。不注意にも、弾の入ったショットガンを暴発させてしまったのだ——爆音と共にアレクシス・サン・マルチン氏のどてっ腹には15センチくらいの穴が空き……、内臓が丸出し状態。

そのカナダ出身の若いハンターは、結局、肋骨を2本骨折した上に肺を負傷……、そして、胃にポッカリと穴を空けてしまった。

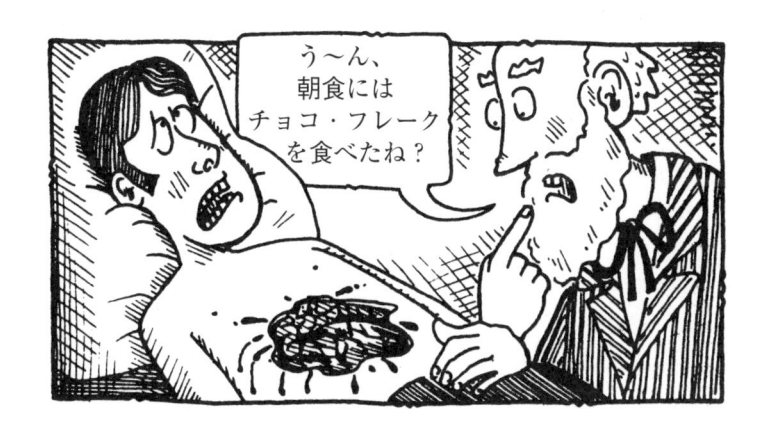

う〜ん、朝食にはチョコ・フレークを食べたね？

医者であるウイリアム・ボーモント博士はその傷を目のあたりにし、悲しげに首を横にふった。患者の命はもう長くはないだろう。"長くはない"どころか、すぐにでもあの世行きのはずだ。この種の傷に対する当時の治療法といえば、包帯でグルグル巻きにして、後は葬式の手配をするだけ。しかし、そんな憶測に反して、アレクシスはその夜を持ちこたえることができた。そして、1週間、ひと月と時は過ぎ行き、回復の兆しさえ見せ始めたのだ！　その後、順調に回復していったものの、ひとつだけ困った問題が残った。

　そう、胃にポッカリと空いた穴だけが治ろうとはしてくれないのだ。そのため、アレクシスは、腹が減った時はいつでもお腹に包帯を巻き、身の毛もよだつような内容物がビチャビチャと外に漏れ出さないようにしておかなければならなかった。

　奇妙なことに、その若者は、このおぞましい処置に嫌な顔ひとつせず耐えていた。そうやって、このひねくれ者の医者の手中に、身の毛もよだつような内臓の実験を試みる格好の機会が舞い込んできたというわけだ。ある日のこと、ボーモント博士はアレクシスに糸のついた生肉の小片を飲み込むよう指示した。そして、しばらくしてから糸を引っ張り出し、生肉の変化を観察した。

　また、別のある日には、お腹の穴に温度計を突っ込み、活動中の胃では温度が上がる、という現象を確認した。

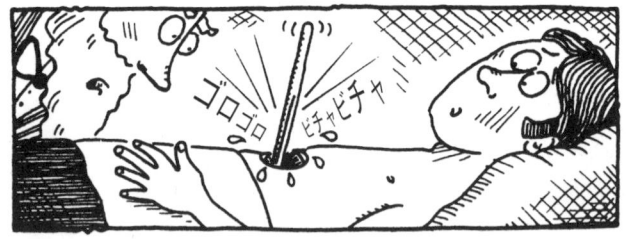

　それから、その医者が、食べ物が胃に入ると大量の胃液が分泌されるということを突きとめるのに、あまり時間はかからなかった。早速、アレクシスの胃からチューブを通して胃液を取り出し、その液に含まれる成分を解析しようとした。まず最初に行なったのは、なんと味見。ウゲェ〜！　ただ、それではよくわからなかったの

で、科学者仲間のところへその液を持っていった。そして、胃液の成分には、塩酸（強力な溶解作用のある物質）が含まれていることが判明した。塩酸は食べ物を消化し、バイ菌を殺してくれる物質だ。
　さて、医者と患者の間といえば、時には激しい口論があったりするもの。ここで、患者であるアレクシスの視点から事の経緯をみてみよう。たしかに、ここ2年の間、ボーモント博士が怪我の手当にあたってくれている。だが、その一方で……、もし仮に、自分の体に穴が空いてしまう以上の、何か最悪な事態があるとすれば——それは、自分のお腹にテロ行為を働こうとする、お節介きわまりない医者に追いかけ回されることだろう。アレクシスは、向こう数年の間、ボーモント博士につきまとわれ、もっとゾクゾクするような実験の材料に使われなければならないのだ！

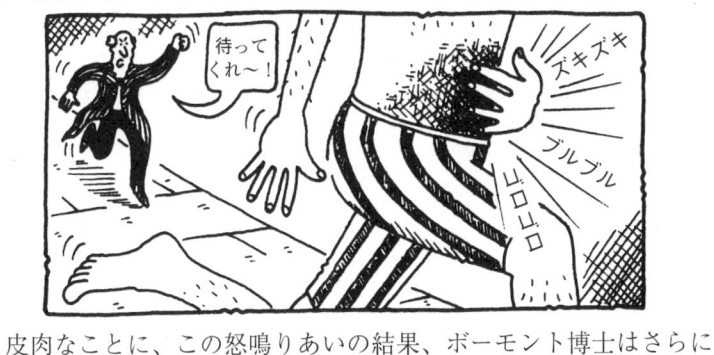

　皮肉なことに、この怒鳴りあいの結果、ボーモント博士はさらにゾクゾクするような科学的データを手に入れることになる。というのも、アレクシスが怒ると、彼の胃は赤くなってブルブル震える……、そんな興味深い現象に気づかずにはいられなかったからだ！
　ついに1833年、ボーモント博士はそれまでの発見結果をひとつの出版物として世に送り出した。実に11年という歳月の、実験と癇癪の賜である。胃をムカムカさせるような写真満載のその本のおかげで、ボーモント博士は一夜にして富と名誉を手中に収めることができた。ただ、彼のこの成功はすべて、身の毛もよだつような、ある事実のおかげである……。つまり、彼には気味の悪い実験にもビクともしない、強い胃があったということだ！

身の毛もよだつ内臓

体重についての重たいお話

　400年近く前のこと、イタリアのサントリオ・サンクトリウス博士が、信じられないような重量計の製作に取りかかった。

　天井からつり下げられたその重量計。なんと椅子、机、ベッドをいっぺんに載せられるだけの大きさ！　おまけに、彼の誉れ高き銀の便器を載せる余裕さえあった。サントリオはその装置に乗って、毎日、自分の体重を記録していった。

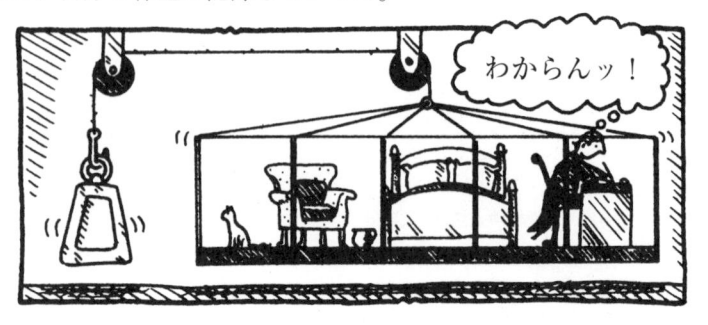

　体重を計り続けて30年。食前、食間、食後はもとより、その計量の対象は自分の排泄物にさえも及んでいた。

　しかし、それでもまだわからなかった。なぜ、食べる物の方が銀の便器の内容物よりも重いのだろう？

　その答えは次のとおり。実は、食べた物の一部が体のエネルギーとなったからなんだ。食べた物は消化されて食物分子となり、内臓に吸収される。そして、血液へと送られ、腹を空かした何十億という体内細胞の餌として配られるというわけ。さらに、余分な糖分や脂質は間引かれて、血管を通じて肝臓の貯蔵庫へと運ばれるんだ。

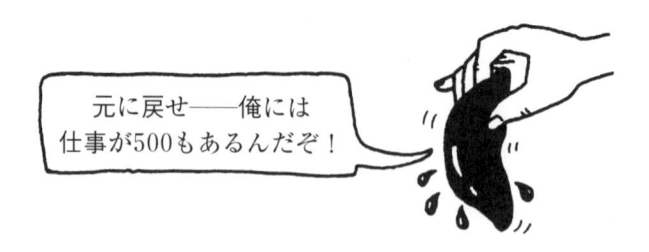

肝臓の実体ファイル

名称：肝臓

位置：横隔膜の下の辺りで、内臓のいちばん上にある。

プラス面：プラス面だって？ それを知るには、続きを読み進めて。

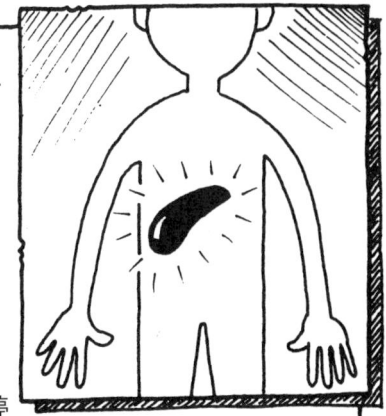

マイナス面：肝臓が機能停止すると、体内の老廃物が皮膚に蓄積してしまう。

驚きの特徴：肝臓を90パーセント失ったとしても生きていける。残りの10パーセントの部分が、新たにステキな肝臓へと成長するんだ！

ステキな肝臓

　そう——たしかに、肝臓は充実した時を過ごしている——これまでにわかっている肝臓の仕事の数は500。おそらく、まだ発見されていないものもあるはず！　肝臓は……、

- 血糖値(血液中の糖の濃度)をコントロールする。膵臓から分泌される"インシュリン"という物質と共に行なわれる作業で、インシュリンが不足すると"糖尿病"になってしまう。
- 余分な脂質や炭水化物を貯蔵する。
- ビタミンAを合成する。
- 古くなった赤血球を取り除く。
- 消化液を分泌する。
- 体温を保つ——上記の活動には、熱の発生がともなうからね！

ただ、食べた物すべてが、体内に吸収されるわけではない。不必要なものだってある——それらは体外へ捨てられてしまうんだ。

身の毛もよだつゴミ処理・その1——茶色いヤツの秘密

①毎日、食べた物の一部は、その姿形(すがたかたち)を変えていく。肝臓の消化液によって茶色く変色したヤツのことだよ——ステキ。

②この無駄になった食べ物は"排泄物"と呼ばれる——ラテン語の"ドレッグズ"、つまり、"大便"と言えば、すぐにわかるよね。

③子供なら、毎日65～170グラムの排泄物を排出する。科学者の中には勇敢な人もいるもので、排泄物の内容の謎が明かされている。その内容は、75パーセントが水分で、その他が固形物。その固形物の3分の2が、繊維質や果物の皮、種などの消化しきれなかったもの。残りの3分の1はというと……、なんとバイ菌類なんだよ！

④そう、内臓には何十億という、胃酸をどうにかこうにかやり過ごしてきた菌がウヨウヨしている。ウゲェ〜ッ！　でも、幸運なことに、悪さをするようなヤツはほとんどいない。

⑤ただ、不幸なことに、この菌はガスを排出する。そのガスが食べ物や飲み物のガスと混ざりあって、体にある上下ふたつの穴のどちらかから再び姿を現す——恥ずかしくて笑っちゃうような音（時には臭いも）を出したりする生理現象のことだよ。

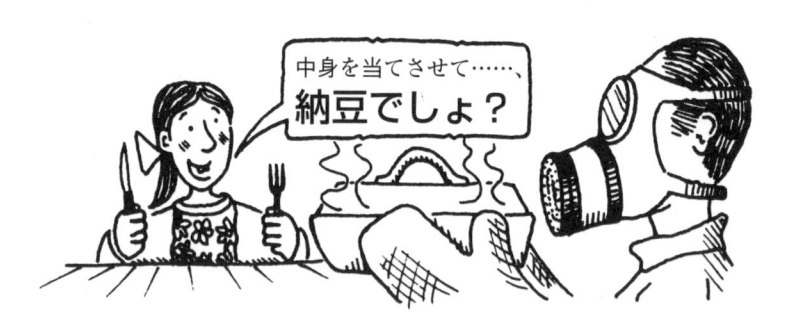

⑥でも、本当に悪いニュースはこれ。ガスには"メタン"という燃えやすい物質が含まれている（**注意**：自分や先生を実験材料にして、メタンの存在を証明しようなんて考えないように。ある外科手術では、患者の内臓を開いて爆発が起こったことさえあるんだから！）。

身の毛もよだつゴミ処理・その２──黄色いヤツの秘密

食べ物の大部分は水分だ。

たとえば、キュウリ。キュウリは90パーセントが水分で、固形の部分は10パーセントしかない。

君の体だって３分の２以上が水分。その水分は、涙や鼻水、そして、身の毛もよだつような消化液など、体液を生成するのにひと役買っているんだ。ただ、余分な水分は腎臓でろ過され、不要なものとして排出されることになるんだよ。

腎臓の実体ファイル

名称：腎臓

位置：お腹の後ろ側で、いちばん下の肋骨の下部。

プラス面：血液から余分な水分、好ましくない塩分や老廃物を取り除く。

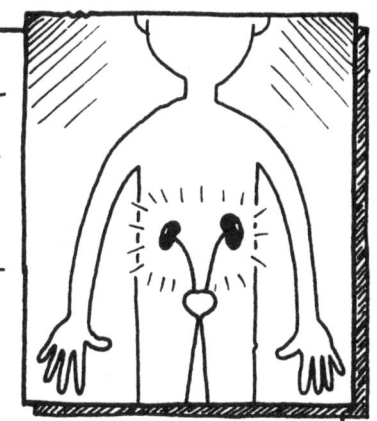

マイナス面：水分が十分に腎臓を通り抜けないでいると、老廃物が結晶化し、顔が歪んでしまうほど痛い石になってしまう。

驚きの特徴：腎臓は、毎分１リットルもの血液をろ過している。

腎臓のメカニズム

腎臓は、たとえてみると、数百万という数の小さなコーヒーメーカーのフィルターが排水管とつながっているようなもの。

①ひとつひとつのフィルターは小さなチューブ状をしている。

②チューブの先端にはそれぞれ小さなカプセルがついていて、それが血液から水分を取り入れている。

③水分がチューブを流れる際、食物分子など、必要なものはすべて血液へと戻される。

④余分な水分や塩分、それに有害物質といった役に立たなかったり好ましくなかったりするものはすべて、少しずつ排水管を伝って膀胱（ぼうこう）へと流されていく。

⑤最後に残った、この水分が尿（にょう）と呼ばれているものだ。

こんなこと、知らなかった！
健康状態は尿から判断できる。尿に含まれる糖分が多すぎれば、それは糖尿病の兆候（ちょうこう）。その昔、糖尿病の検査では、医者が患者の尿をなめていたんだ！　病気の種類によっては、尿の色を変えるものもあるんだよ。

オシッコの色で病気がわかる？
次の尿のサンプルの色がどの病気によるものか、わかるかな？
注意：自分自身のオシッコの色も見てみよう！

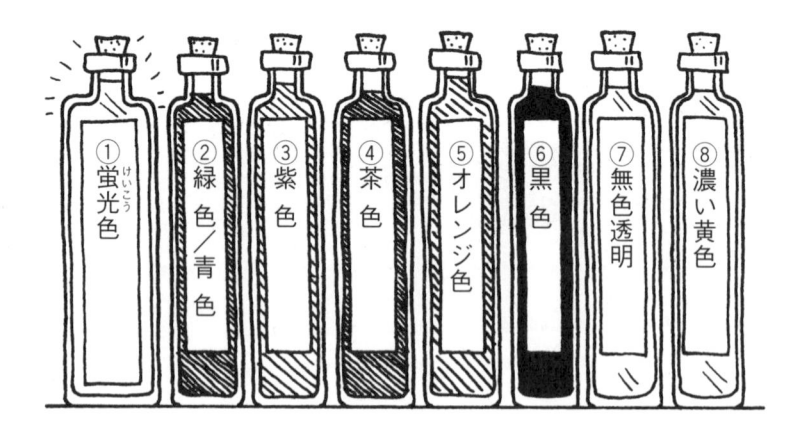

①蛍光色（けいこう）
②緑色／青色
③紫色
④茶色
⑤オレンジ色
⑥黒色
⑦無色透明
⑧濃い黄色

色の原因……、
(a)動物から輸血されたから。
(b)黒水熱——熱帯地方に見られる病気。
(c)コレラ、または、チフス（どちらも死に至る可能性がある）。
(d)水分の摂りすぎ。
(e)ビートという野菜の根、または、ブラックベリーという果物の食べすぎ。
(f)熱っぽくて、汗で水分がたくさん失われているから。
(g)高タンパクの食事を摂っているから。
(h)宇宙人だから。

答え：①(h)、②(c)、③(e)、④(b)、⑤(f)、⑥(a)、⑦(d)、⑧(g)

　この腎臓、そもそも血液がちゃんと仕事をこなしていなければ、働くことなどできはしない。血液は体内を駆けめぐっている。それも、息をゼーゼーさせるように激しくポンプ運動を繰り返す心臓と同じスピードで！

　警告：もしバケツいっぱいに血がしたたる光景を目にすると、君が膝をガタガタ震わせてしまうようなら、次の章は目隠ししながら読んだ方が賢明だと思うよ。

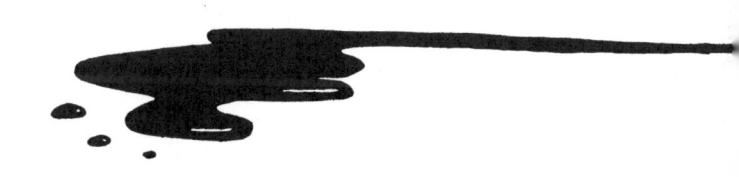

血なまぐさいパーツ

体に関することは**すべて**、血も凍るほどおそろしいものばかりだと思い込んでしまっているかもしれないね。まさに血なまぐさいパーツだらけ……。

でも、その血なまぐささだって、パーツによってまちまち。たとえば、血液自体やそれを循環させている心臓とか。

ただ、そんなおそろしい血液でも、生命にとっては必要不可欠なものなんだ——次に、それがなぜなのかをみていこう……。

血液の実体ファイル

名称：血液

位置：全身に張りめぐらされた血管のネットワーク。体内には約5リットルもの赤い液体が含まれている。

プラス面：体内の細胞が生命を維持するために、栄養、酸素、その他を運んでいる。

マイナス面：体内の血液を3分の1失っても死なないが、半分失ってしまうと……、それは死を意味する。

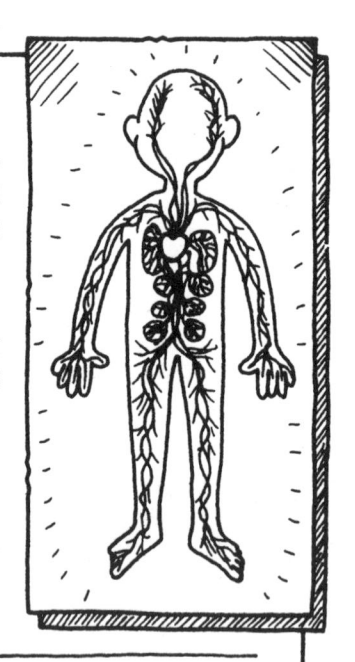

驚きの特徴：血液はたくさんのものであふれんばかり。なのにそれら全部がちゃんと収まっているなんて（次の項目参照）。

血液の中には驚異的な数の"何か"がある

①血液の色は黄色！　そう、これが真実。血液で満たされた試験管を数時間放置すると、血球が底に沈殿して透明な黄色い液体が見えてくる。

②この黄色い液体は"血漿"と呼ばれるもの——90パーセントが水分で、残りの10パーセントが細胞の成長や健康維持に必要な美味しい食物分子やミネラルなどの物質でできている。今では、血漿を乾燥して粉末にし、水を加えることによって再び液体に戻す方法が開発されている。

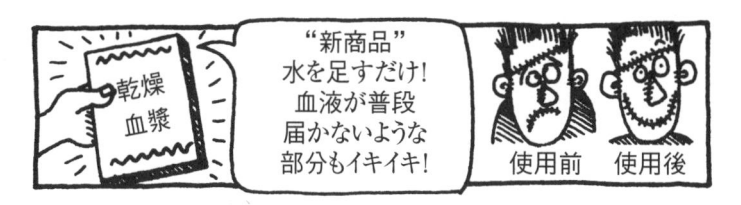

③想像してみて。血液は、体内を勢いよく循環する温かいスープみたいなものだって。そのスープは糖分や食物分子でいっぱい——だから、吸血鬼や蚊の大好物なんだ。

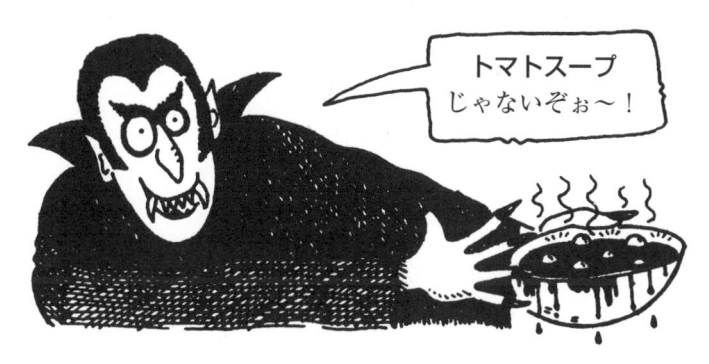

④血は水よりも濃い。なんと**3倍も濃い**んだ。でも、別に驚くことではないよね、血液中にウヨウヨしている細胞のことを考えれば……。ここで、ほんのちっぽけな1ミリ大の血液の滴にどれだけのものが含まれているか、見てみよう！

- 白血球7000個
- 血小板50万個（血液を凝固させる骨髄で作られる細胞のこと）
- 赤血球500万個

すごいでしょ？　でも、こんなの何でもないよ……。

⑤体全体だと、その数は……、
- 白血球350億個
- 血小板2兆5000億個
- 赤血球25兆個

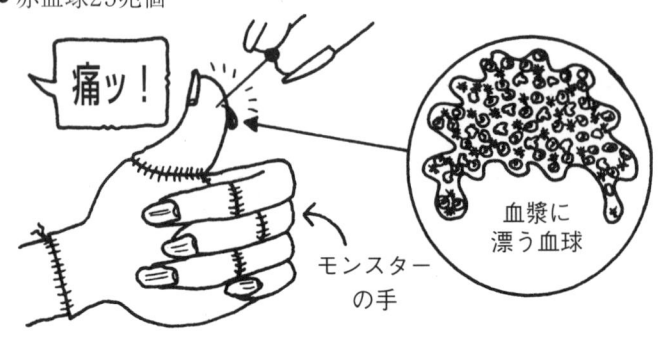

か、そのくらいだ、と科学者は言っている。

⑥けれど、この数は推測に過ぎない。というのも、血球のすべてを数えるのは到底不可能だから。

⑦ここで問題なのは数が多いっていうことだけではない。骨髄では、毎秒300万個もの赤血球が新たに誕生し、また、別の300万個が死んでいっている。だから、たとえすべてを数え上げられたとしても、そのころにはまた初めから数え直さなければならないんだ！

⑧血球の数は膨大。けれど、場所にはゆとりがある。体全身には約9万6000キロという長さの血管が張りめぐらされているからね。血管を取り出して端と端をくっつけたとすると、なんと地球2周分以上の長さにもなるんだ。こんな高速道路があったら……、なんて想像してごらん！

ここで、この血管の超高速道路をズーム・アップしていき、ビュンビュン走っているちっぽけな赤血球に焦点を合わせてみよう。ただその前に、道路での交通ルールを学んでおかないとね。

血管の道路標識

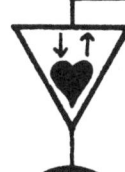

ルール1：一方通行。動脈では心臓から離れ、静脈では心臓へと向かう。逆行不可！

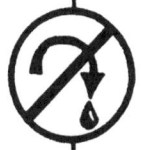

ルール2：Uターン禁止。静脈にある弁が逆行を妨げている。

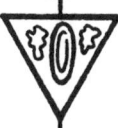

ルール3：赤血球が中央、白血球が縁側をそれぞれ走る。

ルール4：他の道路利用者をしっかりと認識する。

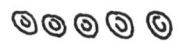

赤血球　　　白血球　　　血小板

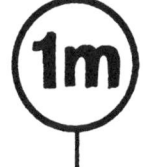

ルール5：制限速度の厳守。心臓に近い大きな動脈では、制限速度は1メートル進むのに2秒。毛細血管（とても細い血管）では、1メートル進むのに30分。

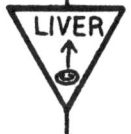

ルール6：赤血球は、4カ月経つと肝臓・廃棄物処理場へ行き、分解される。血小板の場合は2週間後に分解される。

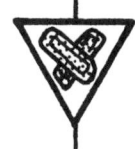

ルール7：傷周辺の血のかたまりに注意！血小板が集まり、血漿をベトベトさせる物質を放出している。他の道路利用者はくれぐれも安全運転を心がけること！（カサブタみたいに使えない間抜けなら、話は別だけれど……）。

血なまぐさいパーツ

万が一、血液が不足してしまったら……、輸血をしなければならない。輸血とは、他人の血液を自分の体内にもらい受けること。幸運なことに、その血液は返却不要。

血も凍るほどおそろしい話

300年ほど前、科学者の間では、血液を人体に注入できるかどうかが議論されていた。果たして可能なのだろうか？ 調べる方法はただひとつ！

1667年のある日、イギリスの科学界をリードする者たちが一堂に会し、おそろしい実験"輸血"の行方を見守っていた。皆の目は、340グラムの血液が志願者となったある勇敢な男性の静脈へと注入される様に釘づけだった。その赤い液体の提供者はというと……、なんと羊だったのだ！

①その志願者には何が起こっただろう？
(a)生きながらえた。
(b)毛が羊の毛のようになり、死んだ。
(c)精神に異常をきたした。

答え：(c) 当時の提供者には、少々"頭が変になった"とある。けれど、その実験は行なわれた他の人たちと同様の提供を受け、晴血はすぐに繰り返されることとなった。

しかし、とんでもないことが起こった。フランスで行なわれた別の実験で、輸血された男性が死んでしまったのだ。

死因は不明！ 輸血を担当した医者は、後に無罪となるのだが、殺人罪にさえ問われた。

そしてそれ以降、フランスでは、輸血という輸血が全面禁止となってしまった。

一方、イギリスでは、輸血は変わらず繰り返された。ただ、当時

の技術といえば、まだまだ原始的な域を脱しえなかった。ある日のこと、ひとりの医者が病気の老人の治療に輸血を勧めた。その医者の計画を以下に述べると……、

- ニワトリの腸の両端に銀のパイプを取りつける。
- 温水でニワトリの腸をよく洗う。
- 一方の銀のパイプを健康な血液提供者の腕に刺す。
- もう一方の銀のパイプを老人の静脈に刺す。
- 血液が老人へと流れるようにする。

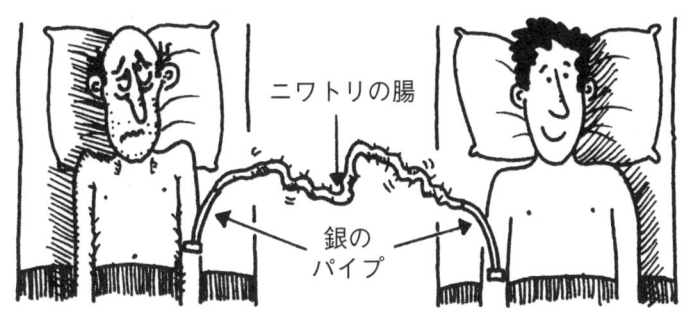

②実験の結果、どうなっただろう？
(a)老人は「ゲェ～ッ、お前の世話にはならぬ！」と言って、まもなく死んだ。
(b)老人は「よし」と言ったが、パイプが外れてしまった。
(c)老人は「よし」と言って元気になったが、血液提供者が死んだ。

答え：(a)

輸血には、"凝血"という血液のかたまりが生じて、重要な血管を詰まらせてしまう危険性がつきものだったんだ。では、なぜこの殺人的な凝血ができてしまったというのか？
　その答えが1900年に明らかとなる。オーストリアのカール・ラントシュタイナー博士が血液には種類があることを発見したのだ。

血なまぐさいパーツ

血液型は、赤血球に運ばれる物質の種類によって決められる。もし仮に、異なる血液型の赤血球同士がぶつかると、お互いをバイ菌などと勘違いしてしまうんだ！

そして、それぞれの赤血球細胞の外側にある、バイ菌を退治する物質が任務を果たそうとし、結局、細胞同士がくっついてしまうというわけ。

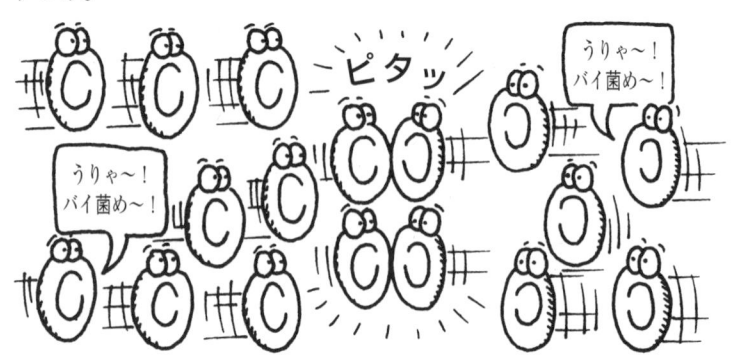

今日では、血液は血液バンクに保管され、必要な際に血液型に応じて提供される。血液バンクでは、お金の代わりに生命を管理する。

でも残念なことに、カールの生命が管理されることはなかった。1943年に帰らぬ人となったカール。死因は凝血による心臓発作だった……。

変な話だけれど、医者には、患者に血液を注入しようとする者もいれば、逆に抜き取ってしまおうとする者もいた。それは、血液が多すぎると人体に害を及ぼすとも考えられていたからなんだ。

血に飢えた医者

200年前、ありふれた町のお医者さんでも、君に不味い咳止めをくれる以上のことはしていた！　君の静脈を開いて、悪い血をすべて取り除こうともしていたんだ！

当時、この身の毛もよだつような仕事のために特別にあつらえら

れた、それはそれはおそろしいナイフのセットがあったくらいなんだよ。

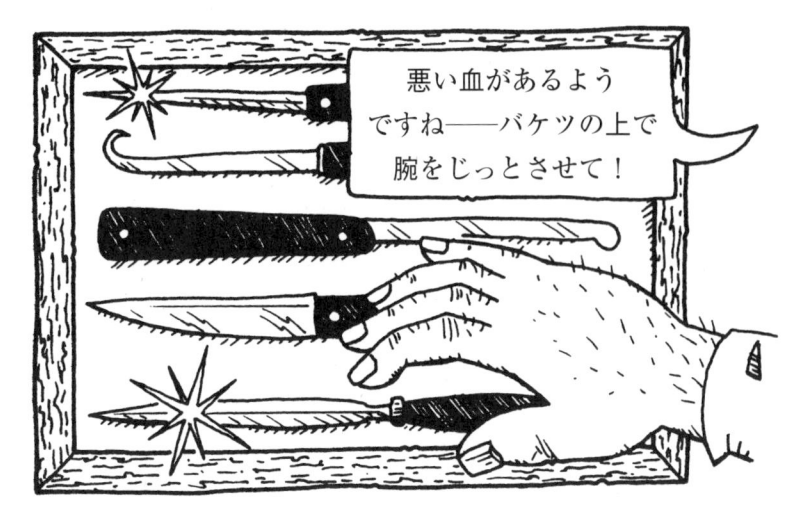

> 悪い血があるようですね――バケツの上で腕をじっとさせて！

どう、恐い？
でも、心配ご無用――別の選択肢(せんたくし)があるから。何だかわかるかな？

気味の悪いなぞなぞ

黄緑色などをしていてネバネバで、10個の胃と3本の鋭い前歯を持ち、君との用を済ませたころには15センチくらいの大きさになり、その胃が**血**で**タップンタップン**になっているのってな～んだ!?

答え：満腹したヒル！！

さてここで、本当に嫌になっちゃうニュース！　外科医は、特に子供から血を抜き取るのにヒルを熱心に使用したんだ。ナイフで切るよりはマシだってね！

血なまぐさいパーツ

> **こんなこと、知らなかった！**
> フランソワ=ジョセフ=ベクトル・ブルッセ（1772〜1838）というフランスの医者は大のヒル愛好家で、彼の飼っていたヒルたちは患者から合計2000万〜3000万リットルもの血液を吸い取った。1度に50匹ものヒルを恐怖ですくむ患者にペタペタと容赦なくはっていたという。

動き続ける心臓

今こうして、この本を読んでいる最中にも、その他の何をしている時でも、体のある部分だけは忙しそうに働いている。さっき紹介した話が恐かったなんていう場合は、特に。そうだよ、君の心臓がちゃんと適切な場所にあるっていうことに感謝しないとね。

動き続ける心臓の実体ファイル

名称：心臓

位置：胸骨の左側8センチくらいのところに心臓の先端部分がある。

プラス面：血液を循環させる。

マイナス面：心臓はハート形ではない（残念）——小さなかたまりで、表面には血管がゴチャゴチャしている。大きさはだいたい12センチくらいで、重さは250〜300グラム。

驚きの特徴：ゾクゾクするほどの働き者（次のページ参照）。

心臓のドキドキする断面図

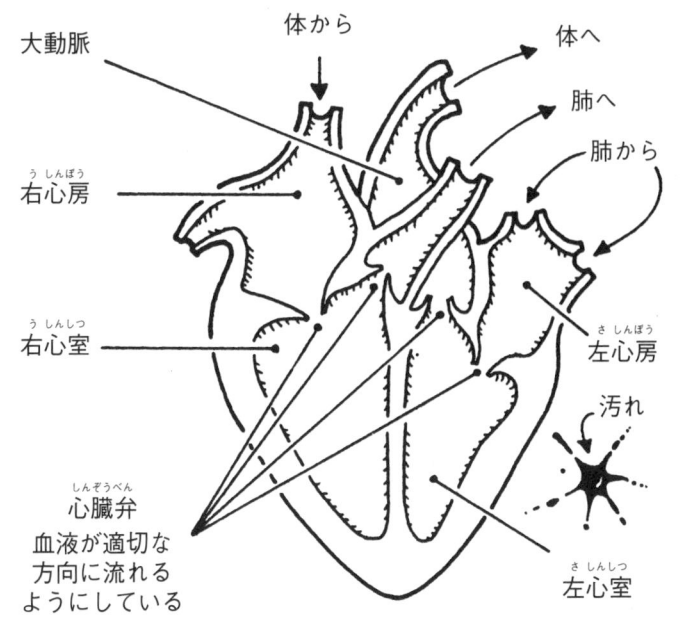

- 大動脈
- 体から
- 体へ
- 肺へ
- 肺から
- 右心房（うしんぼう）
- 右心室（うしんしつ）
- 左心房（さしんぼう）
- 左心室（さしんしつ）
- 心臓弁（しんぞうべん）血液が適切な方向に流れるようにしている
- 汚れ

- 心臓のポンプ運動は強力で、血が体内を一巡するのに1分間しかかからない。
- その速度は脳にコントロールされていて、感情に左右される——だから、理科のテストの前に鼓動（こどう）が速くなったりするんだ。でも、心臓自体を動かしているのは内蔵されているペースメーカー。電気ショックをわずかに与えることによって、心臓を鼓動させている。そして、今日も心臓は動き続ける！
- 心臓が血液をくみ出す量は、1日だけでも容量1万リットルのタンカーを満タンにしてしまえるほど。
- 平均寿命で考えると、心臓の鼓動回数は40億回。
- そして、3億リットルもの血液をくみ出す。これは大きめのプール5500杯分！
- さらに、心臓はその間ずっと休むことはない、寝ても覚めても。

血なまぐさいパーツ

鼓動の仕組み……、自分自身で調べてみる？

必要なものは、君自身、それに、耳と親友（もし、その親友と親しくなりすぎたくなかったら、プラスチックの漏斗も用意するといいよ）。

方法は、ただ君の耳もしくは漏斗を親友の心臓の辺りにあてるだけ。ドックン、ドックン、ドックン……っていう音が聞こえるでしょ？ "ドッ"っていう方が"クン"より大きな音でちょっと長めのはず。

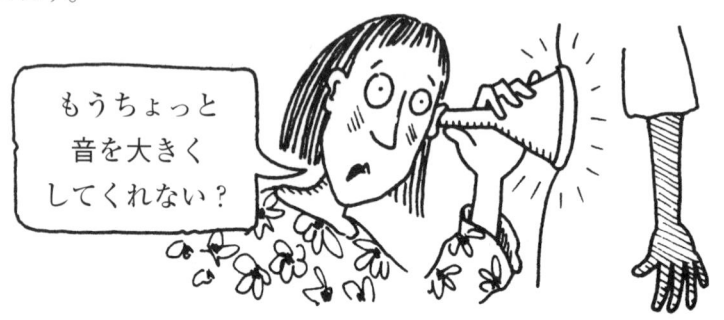

もうちょっと音を大きくしてくれない？

121ページの心臓の図を見てみよう。4つの部屋のそれぞれが矢印の方向に血液を出し入れしている。"ドッ"っていう音は、心室の入り口にある弁が閉まる音。それから、心室がしぼんで血液を絞り出す。"クン"っていう音は心臓弁が閉まる音で、血液の逆流を防いでいるんだ。

鼓動するのは心臓だけではない。

たとえば、手首の親指のすぐ下の辺りとか首の脇なんかを押さえてみると、血液が脈を打っているのがわかるはず。

さて、ここで問題。脈を生じさせているのは何だろう？

(a)血液を前へと送ろうとポンプ運動をする動脈。
(b)心臓からくみ出された血液が通り過ぎる際に膨らむ動脈。
(c)血液が一瞬止まるために生じる静脈の膨らみ。

答え：(b)

なぜ心臓の半分が血液を肺へ送っているのか、疑問に思うかもしれないね。でも、それはつまり、肺がただ単にシューシューいっているだけの空気袋ではないっていうことだよ。肺というのは酸素を体に供給するために必要で、血液が酸素を体中に運んでいるんだ。そして、この酸素っていうガスがないと、君がガス欠であえぐことになるんだよ！

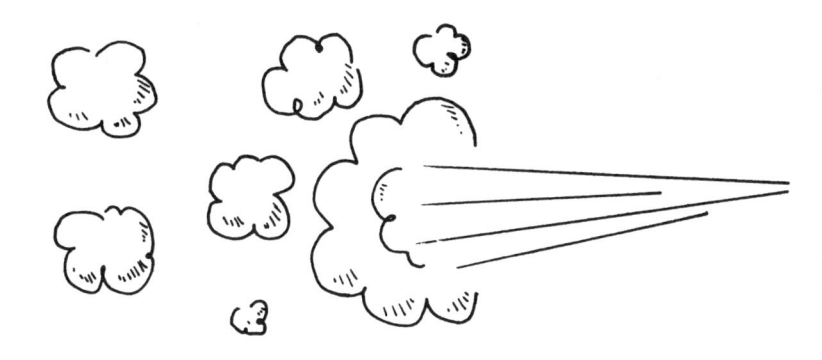

息を飲むほど興味深い肺

新鮮な空気を吸ってリフレッシュしたい？ それには肺が必要だ。毎日毎日、毎年毎年、肺は呼吸し続けている――一生におよそ6億回くらい。それに、君が肺に仕事をするようにとやかく言う必要はない。けれど、呼吸というのは大変な仕事なんだ。呼吸に関する知識を深めれば、君の方が息を飲んでしまうはずだよ。

息を飲むほど興味深い肺の実体ファイル

名称：肺

位置：胸の辺りで心臓の両端にある。心臓はやや左側の肺よりにある小さなくぼみの部分にピッタリ収まって保護されている。

プラス面：空気を吸い込み、血液を経由して細胞に酸素を供給する。

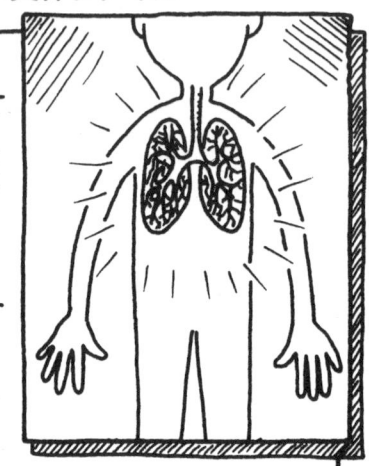

マイナス面：喫煙者が灰を吸い込んでしまうと、もう2度と肺から取り出せない。ヘビー・スモーカーの肺はタールで真っ黒のオンボロのバケツのようになってしまう。

驚きの特徴：肺には7億5000万個もの小さな管と袋がある。それを平面に広げると、テニスコートを覆い隠すほどの大きさになる。

呼吸の内部事情

「息を吸うのなんて簡単」って言うかもしれないよね。でも、それは全然簡単なことなんかではないんだ。次に、息を吸う時に、何が起こるかを紹介しよう。

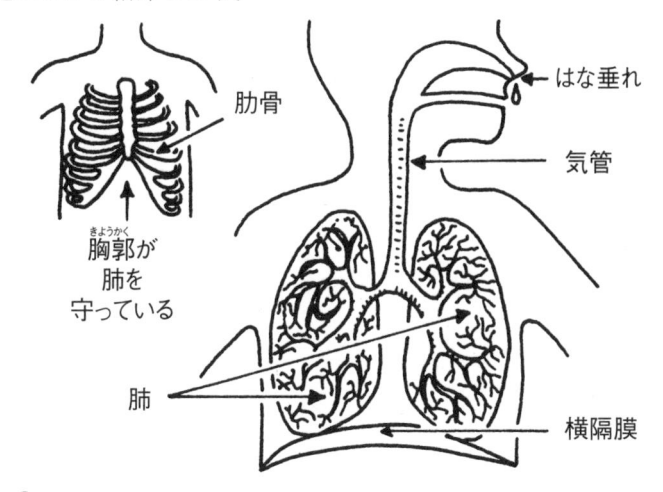

図：肋骨、胸郭（きょうかく）が肺を守っている、はな垂れ、気管、肺、横隔膜

①横隔膜が下へ下がる。
②胸郭が持ち上がる。
③空気が鼻や口から吸い込まれる。
④空気は"肺胞（はいほう）"という袋へと運ばれる。

呼吸する場所

　肺胞とは、呼吸が実際に行なわれている場所のこと。空気中の酸素が血液に取り込まれ、赤血球にピョンと乗り込んで、体内をめぐる旅へと出発する。

　と同時に、二酸化炭素（細胞から排出され血中に溶け込む）が酸素とは逆方向へと進んでいく。この一連の過程には3分の1秒ほどしかかからない。それから、呼吸の①〜④のステップは逆戻りし、空気が外へ吐き出される。

　そう、これらのすべてが息もつかせぬスピードで行なわれているんだ。

こんなこと、知らなかった！

静脈の血が青くなったことがある？　赤血球というのは、肺から酸素をもらうと、鮮明な赤色になる。でも、細胞に酸素を取られると、黒ずんだ赤色になってしまう。だから、心臓へと戻る静脈では、血液が黒ずんだ赤色をしているんだ。

もし君が色白だったら静脈が青く見えるはず！　その昔、貴族の血は青いと言われていたんだ（訳注：英語で"blue blood"は"貴族"を意味する）。いつも室内にいるから皮膚が青白く、気持ち悪い青い静脈が見えたのかもしれないね。

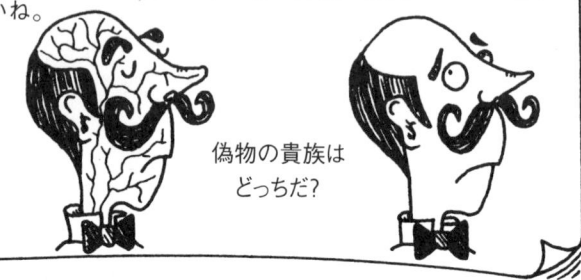

偽物の貴族はどっちだ？

先生をテストする

君の先生は無駄口ばかり叩いている？　このややこしいテストを出題すれば、きっと先生は息を詰まらせてしまうはず。次に、先生を黙らせるテストのヒントを教えるから参考にしてね。ヒント：成人は毎分約6リットルの空気を呼吸している。

①ある男性が、電話をかけようと電話ボックスの中にいる。電話ボックスには約270リットルの空気が含まれていて、ドアが閉められると密閉されてしまう。この男性は酸素不足で気絶するまで、どれくらいの間、電話で話すことができるか？

(a) 45分間

(b) 4時間

(c) 45時間

②ある女性が1.8×1.8×1.5m という作りの部屋で寝ようとして

いる。その部屋には約1300リットルの空気が含まれている。さて、この空気の量は、この女性がひと晩生きながらえるのに十分かな？（ヒント：寝ている時は、通常必要とする空気の半分の量で済む）。

(a)はい——次の日も大丈夫！
(b)いいえ——彼女は窒息死する。
(c)はい——ほぼぴったりの量！

③湖で水中に隠れ、空洞の草の茎(くき)で息をしている人は死んでしまう。それはなぜ？

(a)冷たい水の中では肺が機能しないから。
(b)水圧で体が圧迫され、肺が息を吸い込めないから。
(c)耳から水が入り込み、溺れてしまうから。

④ある女性がシャックリをし始めた。呼吸に関係のある体の部分で、シャックリを引き起こしているのはどの部分？

(a)横隔膜
(b)肋骨
(c)肺

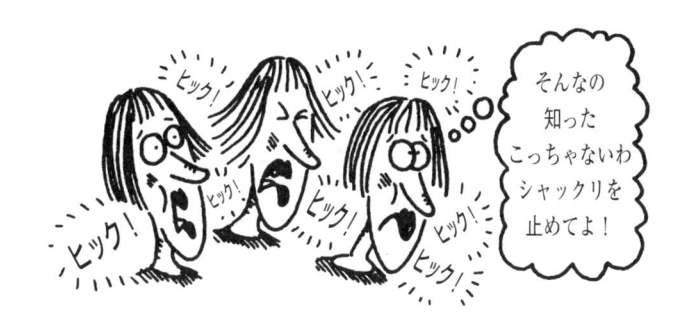

答え：① (a) これは実際、旧式の潜水夫がタンクを使用する前にやっていたことなんだよ！ ② (c)、③ (b) 水深23センチ以上だと、こんなことをしてはいけない。 ④ (a) ──横隔膜に耳鼻咽喉神経からひきつりが起こる。

息を飲むほど興味深い肺　　127

シャックリが止まらないと死んでしまうって本当？

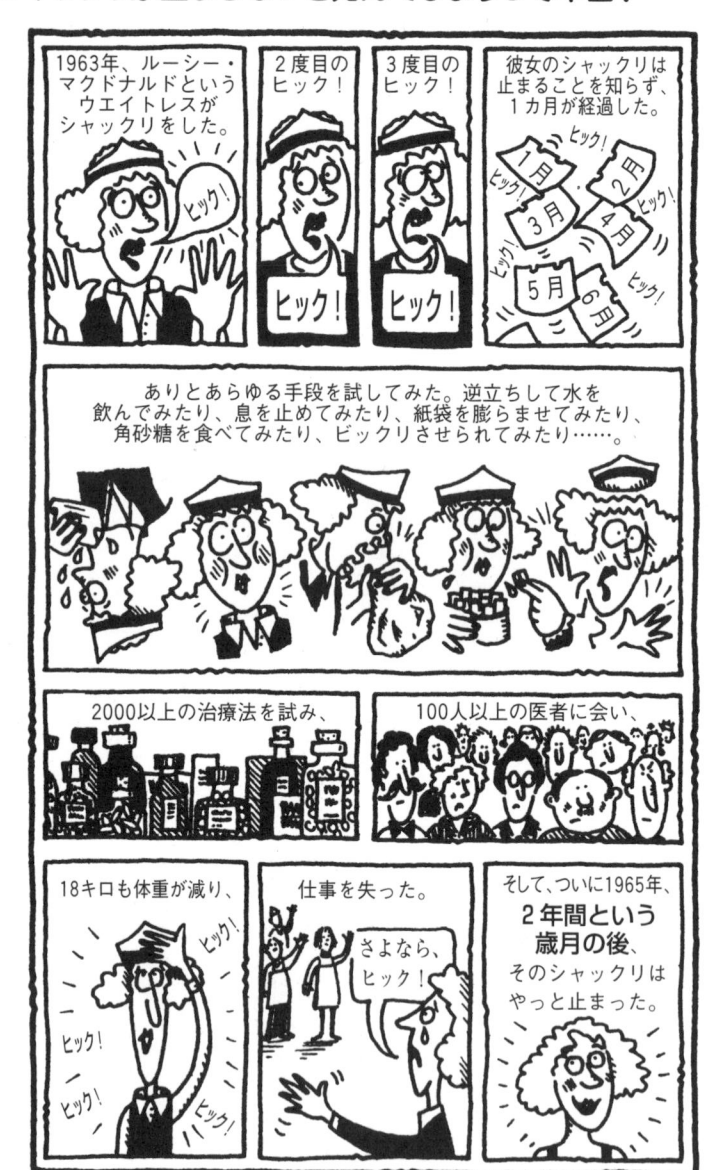

1963年、ルーシー・マクドナルドというウエイトレスがシャックリをした。

2度目のヒック！

3度目のヒック！

彼女のシャックリは止まることを知らず、1カ月が経過した。

ありとあらゆる手段を試してみた。逆立ちして水を飲んでみたり、息を止めてみたり、紙袋を膨らませてみたり、角砂糖を食べてみたり、ビックリさせられてみたり……。

2000以上の治療法を試み、

100人以上の医者に会い、

18キロも体重が減り、

仕事を失った。

さよなら、ヒック！

そして、ついに1965年、**2年間という歳月の後**、そのシャックリはやっと止まった。

彼女のシャックリを止めた、劇的な治療法とは何だったのだろう？
(a)強烈な電気ショック
(b)宗教の信仰治療
(c)手術

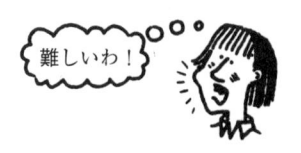

答え：(c) 彼女の横隔膜をコントロールしている神経のひとつを麻痺させたといいます。シャックリは正まったが、ペースメーカーは困難さといくつかの問題を抱えることになってしまった。

発声の仕組み……、自分自身で調べてみる？

話すこと——ある人にいたっては、まったく止める気配すらない。この悲しい病気は、特に先生の間でよく見られる。話し方（話の止め方も）なんて、知っていて当然。でも、肺のどの部分が話すことに関わっているか、言えるだろうか？

気管の半分から上のところに、三角形の開口部がある。これは、"のど仏"と言われる喉の小さな出っぱりの後ろの部分。この開口部の両端には皮膚が重なっている膜があって、その重なった皮膚が話す時には広がり、また、空気が肺から出る時にはブルブル震える。この膜が声帯。声帯が大きければ大きいほど、低い声を出せる（だから、子供の声は高い）。

声帯を震わせて発せられる基本音は、舌の位置や下唇、そして、顎によって作り変えられる。次の、発声困難なスピーチに挑戦してみれば、これらのパーツの重要性がよくわかるはず。

①頬に舌をつけたまま（舌を動かさないように！）、"しー"と言ってみよう。

②上下の唇をつけないで、"パイ"と言ってみよう。

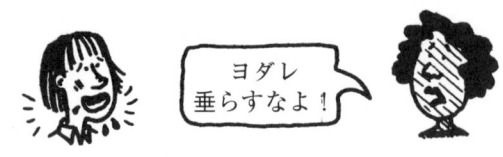

ヨダレ垂らすなよ！

③顎の下を手で押さえて、下顎を動かさないで話してみよう。

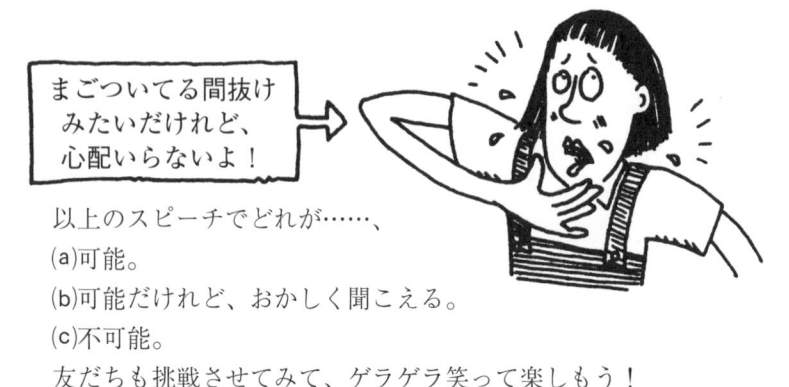

まごついてる間抜けみたいだけれど、心配いらないよ！

以上のスピーチでどれが……、
(a)可能。
(b)可能だけれど、おかしく聞こえる。
(c)不可能。
友だちも挑戦させてみて、ゲラゲラ笑って楽しもう！

答え：①(a)、②(c)、③(b)

肺の音響効果

次に紹介するのは、息を飲み込む肺で作られる音……。

あくび

肺に十分な空気が行き渡っていない時に生じる。あくびをする時、突然、空気を思いっきり飲み込むのはそのためだ。あくびはつまらない理科の授業によっても引き起こされる。

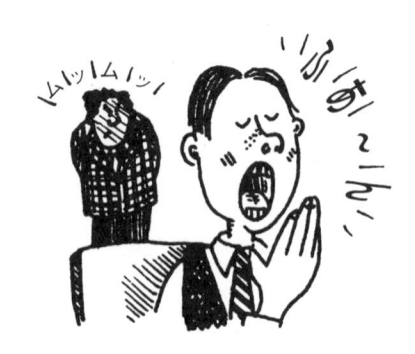

笑い声

深く吸い込まれた息が、横隔膜の痙攣(けいれん)によって肺から少しずつ断続的に出されて生じる。笑いは君の先生が自転車で転ぶのを目撃することによっても引き起こされる。

泣き声

呼吸法は笑う時とまったく同じ。ただ感情が違うだけ。泣き声は不適切な場面で笑ってしまった結果、引き起こされることがある。

ただ、肺で何をするにしても、まず最初に知っておくべきことがあるんだ。それは全然笑えるようなことではない……。次に、悪いニュースをお知らせしよう。

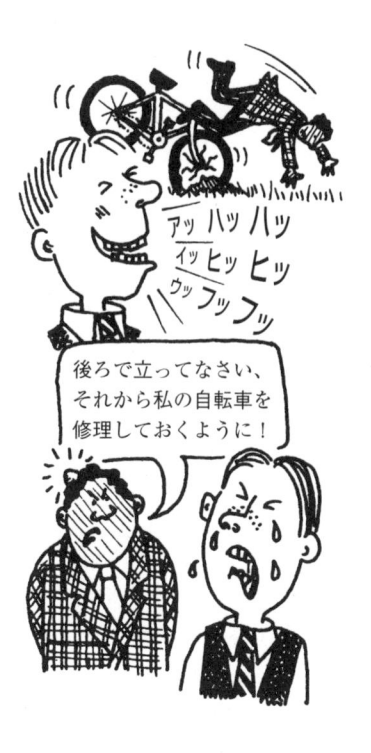

息を吸うのはよくないこと

君の吸う空気は、いつも新鮮だとはかぎらない。君が大都市に住んでいるのなら、特に。そう、君は毎日、20億個もの小さな汚染物質やゴミ、塵(ちり)などを吸い込んでいるんだ！

ここで、**いいニュース**……。君の体は招かざる訪問者への様々な対応方法をちゃんと心得ているんだ。

①鼻や気管、そして、肺の管には、"繊毛(せんもう)"という小さな毛が生えている。この繊毛は、汚らしいものをすべて、口や鼻の穴へとフンワリと運び戻している。

②鼻水や気管の分泌液は、埃(ほこり)を取り逃さない罠(わな)。捕まったが最後、この汚い門破り(もんやぶり)に残された逃げ道はない。汚い場所で何か作業をした時、鼻水が黒っぽくなっていたことがあるでしょ!?

息を飲むほど興味深い肺

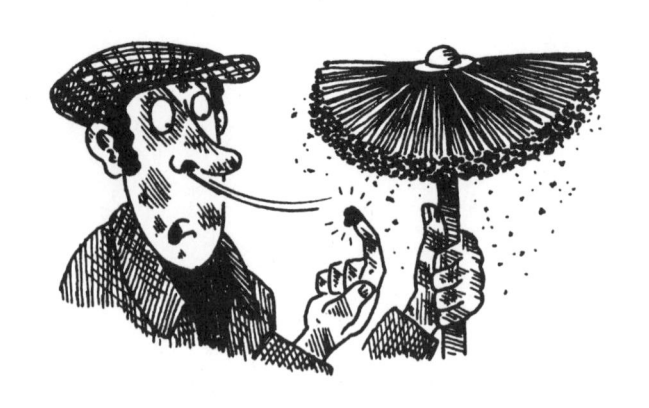

さらにいいニュース

　咳をすると埃を払うことができる……。咳をする時、気管の先の部分が閉じ、それが一気に開いて、秒速150メートルの突風のような息を吹き出すんだ！

　それから、クシャミをして鼻水を吹き出し、コチョコチョッと鼻の中をくすぐっているものを外へ出す。クシャミをする時、喉は1度閉じて、それから開く。その際、肺に溜められた空気が出口を求めて突風のように吹き出す。また、舌が口へ抜ける道を塞いでいるため、この鼻水交じりで汚いミニサイズのハリケーンは、時速160キロ以上のスピードで鼻の穴から発射される。

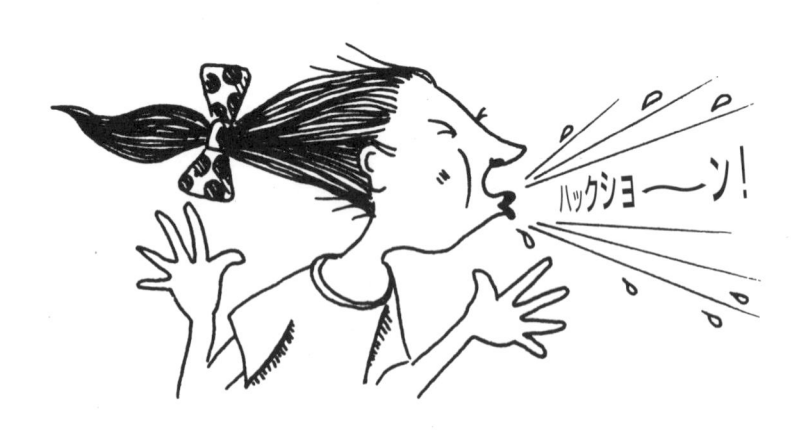

本当に悪いニュース

　咳やクシャミを招くのは塵や埃だけではない。吸い込んでいる空気自体に、何十億という数の菌が含まれているんだ。そして、その菌は君の体に侵入して、恐ーい病気を引き起こすためだけに存在しているようなものなんだよ！　ハックション！

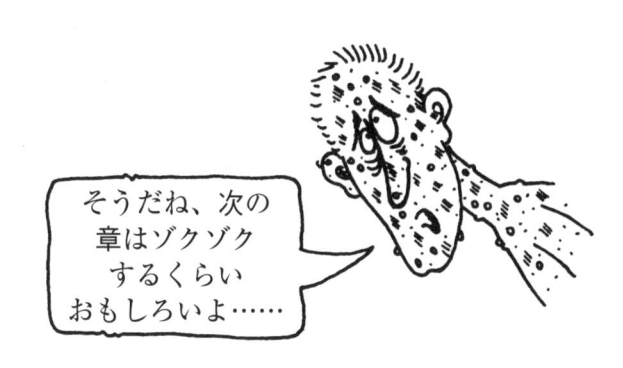

そうだね、次の章はゾクゾクするくらいおもしろいよ……

細菌はどう猛なモンスター

　前章の最後で触れたクシャミ。クシャミは、プッと吹き出された、単なる空気ではなかったよね。その中には、何百万という鼻水や唾液の滴、それに、犠牲者を求めて空気中を漂う無数の細菌がウヨウヨしている。細菌は気色悪くて、時には人を死に至らしめる病気さえ引き起こす。

　ということで、ちょうど体の中に入ったばかりのところにある、戦闘地帯へようこそ！　普段、そんな戦闘が繰り広げられているなんて君は知りもしないんだから、驚きだよね！

小さなモンスター

　細菌には何千という種類があるけれど、大きくふたつのグループに分けられる。それは、どう猛なバクテリアと意地悪なウイルス——それらはみんな、小さなモンスターだ。

どう猛なバクテリア

　バクテリアといっても、その邪悪な姿形は様々。蛸みたいなヤツもいれば、ソーセージみたいなヤツ、また、鞭のような尻尾で自由に泳ぎ回っているヤツもいる。バクテリアは20分ごとにその数を倍に増やし、1時間で8倍にもなる。1匹のバクテリアは、8時間でなんと1600万匹にも増殖するんだ！

　庭の物置を覗いてみると、不潔なヤツが潜んでいる。学校の隅の方なんかにもこっそりと隠れている、暗くて目には見えない何か。そうやって、襲いかかる機会をうかがっているんだ。バクテリアというのは、普通、日光にあたると死んでしまうから、暗いところに潜んでいる。薄暗い天気の日には、風に乗って、雲の高さくらいまで漂うんだ。中には、有毒物質で身を守っているバクテリアもいて、その毒素は人を死に至らしめるストリキニンという物質の10万倍も強力なものなんだ！

病気を引き起こす菌たち

　どう猛なバクテリアには、はれもの、破傷風、下痢などを引き起こす病原菌が含まれている。また、意地悪なウイルスには、風邪、水ぼうそう、風疹などを引き起こすウイルスが含まれている。その他にも何百という病原菌がある――けれど、それでもまだまだ氷山の一角に過ぎないんだ！

【ボツリヌス中毒】
性質：生ゆで状態の肉、土、腐葉土に潜んでいる。
被害報告：人を死に至らしめる有毒物質。物が二重に見えたり、吐き気や死を招く。
犯罪履歴：1922年スコットランドで、8人の漁師が犠牲となった。ボツリヌス菌に感染したサンドイッチを食べたのが原因だった。
危険度：致命的。これに比べれば、学校の給食だって健康的に見える（でも、この病気はとても稀なので、心配のしすぎ無用！）。

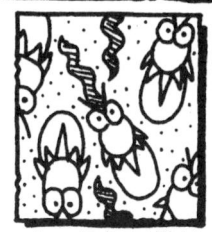

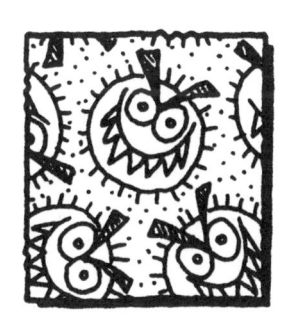

意地悪なウイルス

　ウイルスから見れば、君の体の細胞はたったひとつでも立派な小惑星。これは別に驚くようなことではない。ウイルスの大きさは、バクテリアの数千分の1程度しかないんだから。ウイルスは、まるで宇宙船が月に着陸するように、体細胞へと舞い降りる。そして、化学物質を注入し、細胞から栄養を吸い取って何百倍もの数に増殖するんだ。その後、30分もすると、ウイルスは新たな犠牲者を捜して旅立ってしまう。残された、可哀そうな細胞……。その年老いた細胞は枝豆のサヤみたいに裂けて、過労死してしまうんだよ！

【インフルエンザ】
性質：毎年ウイルスが変異するため、体の免疫システムに認識されにくい。
被害報告：発熱、痛み、鼻水──数日間の欠席。
犯罪履歴：1918年に流行したインフルエンザは、世界中で2500万人もの犠牲者を出した。
危険度：効果的な治療法は確立されていない。幸運なことに、ほとんどのタイプのインフルエンザは君の命を奪うものではない──そうじゃないと、数日間学校を休むどころの騒ぎではない……。

【チフス】
性質：シラミの体内に生息している。シラミは人間の皮膚を引っかいて、気色悪い糞を残していく。ウゲェ～！
被害報告：赤い発疹、発熱、死をもたらす。ちなみに、シラミにも死をもたらす。知ったことじゃないけれど……。
犯罪履歴：他の犯罪者と異なり、チフス菌は牢屋での生活でさえ満喫してしまう。1750年、あるロンドンの法廷で、チフスに感染したシラミが、犯罪者から裁判官、そして、陪審員へと跳び移った。そのため、罪のない3人の裁判官と8人の陪審員が死刑に処されることとなってしまった。
危険度：いまだに世界中のあちこちで見受けられるが、薬によって治療できる。

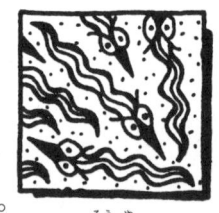

> **こんなこと、知らなかった！**
> バクテリアも勝手し放題というわけではない。たいてい、健康状態は良好——けれど、時には、小さなオタマジャクシのような形をしたウイルスが体内に侵入して、死に至る病に冒されることもある。ざまぁー見ろ！

体の逆襲

ここでいいニュース。君の体は細菌をやっつける準備を整えて、今か今かと待ちかまえている——君自身はそうではなくても！ そして、防衛対策の一環として、殺菌作用のある物質をたくさん分泌しているんだ。どうして、それがわかったかって？ では、そのお涙頂戴ものの話を紹介するとしよう。

感動はできない涙、涙の物語

①1921年、実験用の細菌に養分を与えていたアレクサンダー・フレミング博士はひどい風邪を引いていた。ハックション！その瞬間、1滴の鼻水が細菌にかかってしまい、なんと細菌は全滅してしまったのだ！

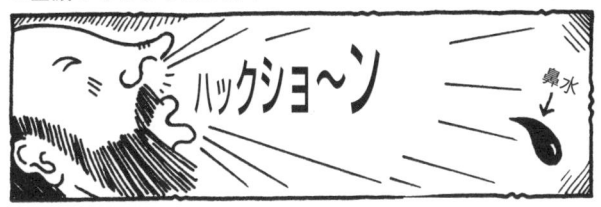

②フレミングは、鼻水には殺菌作用のある物質が含まれているはずだ、とひらめいた。そして、血漿、唾、涙を使って、実験を試みた。

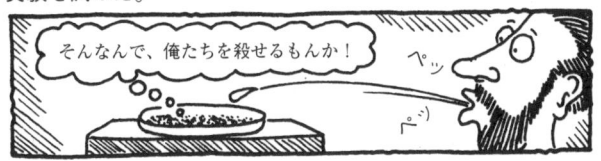

細菌はどう猛なモンスター

③涙には有効な殺菌作用があった。さらに詳しく知るために、フレミングは彼の実験室への訪問者を待ち伏せ、彼らの目にレモン汁を吹きかけた（マネしないように——ヒリヒリしちゃうぞ！）。

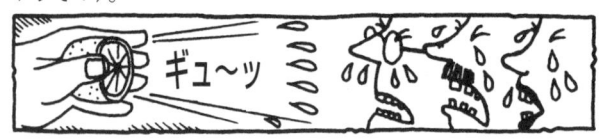

④幼い子供にも容赦はなかった（後で報酬（ほうしゅう）を支払ったけれど）。

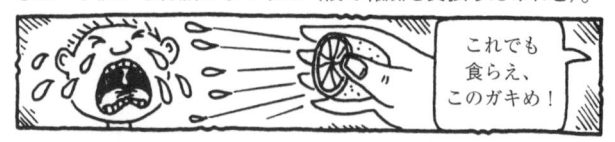

⑤さらなる実験の結果、タマゴの白身にも殺菌作用があることが判明。そして、フレミングはタマゴを割り始めた。

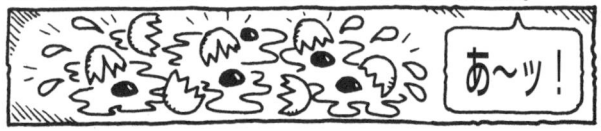

⑥それから、魚のタマゴにも殺菌作用があることを知り、魚釣りに行くようになった。釣りは彼の趣味だった！

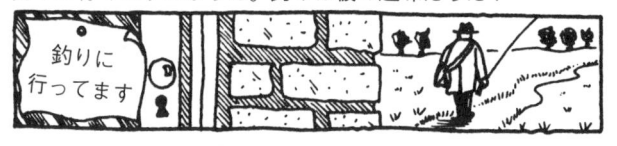

細菌から身を守る精鋭部隊

1965年になって、ようやく殺菌作用のある物質は"リゾチーム"という酵素であることが発見された。その酵素は、フレミングが実験で試してみた物質すべてに含まれているもの。これはいいニュースだよね。

でも、残念なことに、リゾチームで殺菌できるのは、これまでに発見されている細菌すべてではなく、そのほんの一部だけなんだ。

ただ、幸運なことに、君の体には、細菌から身を守る精鋭（せいえい）部隊が

配備されている。毎日、その精鋭部隊が君の代わりに戦って、名誉の戦死を遂げているんだ。その精鋭部隊とは？　何だかわかる？　それは君の素晴らしい白血球たちさ――計350億個！　次に、白血球が何をしてくれるのかを紹介しよう。

免疫システムの実体ファイル

名称：免疫システム

位置："リンパ系"という排液管のネットワーク。白血球の一種も含まれる。

プラス面：細菌と戦い、健康を維持する。

マイナス面：化膿(かのう)した傷口からは膿(うみ)が出る（ウゲェ〜ッ）。膿は、細菌との戦いで戦死した何百万という白血球の亡骸(なきがら)でできている。

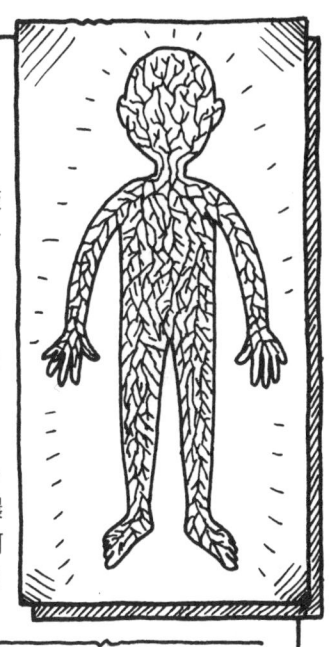

驚きの特徴：白血球同士は"会話"をしている。互いに化学物質を分泌しあい、たとえば「あのウイルスをやっつけろ！」などというメッセージをやりとりしている。

①リンパ液という血管からしたたり落ちる水っぽい液体がある。そのリンパ液が流れる排液システムは、リンパ管という管(くだ)で構成されている。

②リンパ節(せつ)――この葡萄(ぶどう)の粒くらいの小さな瘤(こぶ)がフィルターとな

細菌はどう猛なモンスター

り、リンパ管から汚らしい細菌を取り除いている。風邪を引いた時などには、リンパ節が膨れ上がって大きくなる。
　③脾臓（ひぞう）：赤ん坊の白血球を作るのに役立っている。
　④胸腺（きょうせん）でも白血球を作っている。

君の体を守る戦士たち

　ここで、君の体がどのように戦っているかを紹介しよう。細菌は常に君の体へ侵入する機会を虎視眈々（こしたんたん）とうかがっている――鼻から、食べ物から、切り傷や引っかき傷から。

　①でも、君の勇敢な白血球の方は準備万端……。

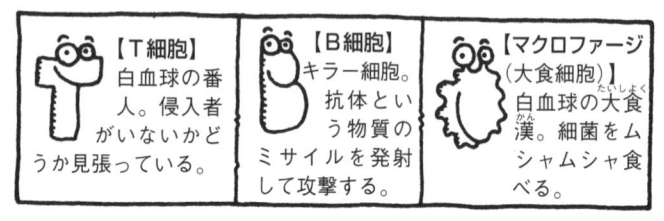

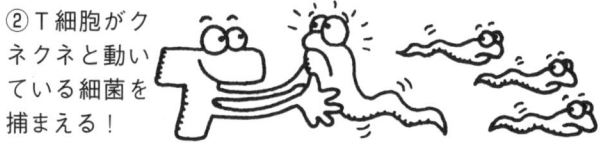

【T細胞】
白血球の番人。侵入者がいないかどうか見張っている。

【B細胞】
キラー細胞。抗体という物質のミサイルを発射して攻撃する。

【マクロファージ（大食細胞）】
白血球の大食漢（たいしょくかん）。細菌をムシャムシャ食べる。

②T細胞がクネクネと動いている細菌を捕まえる！

③そして、同じくT細胞が、このタイプの細菌をくっつけてしまう抗体を作るB細胞を見つける。これは一刻の猶予（ゆうよ）も許されない時間との戦い。細菌は瞬（またた）く間に増殖してしまうんだ！

④B細胞が細菌を一網打尽（いちもうだじん）にする抗体を発射する。

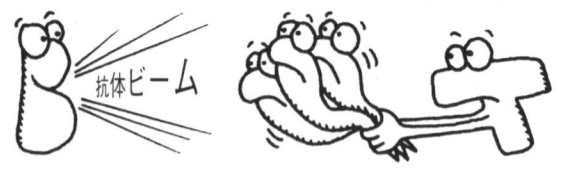

抗体ビーム

⑤T細胞がB細胞に命令してB細胞のコピーをたくさん作らせる。そして、辺りをうろついている同種の細菌をやっつけさせる。

⑥大食細胞が囚われの身となった細菌の周りに近寄り、ゼリーのような腕を伸ばして細菌を囲む。そして、細菌をムシャムシャ食べてしまうんだ！　大食細胞は1度にバクテリアを20匹も捕まえて食べることができ、まだ生きている細菌を溶かしてしまうんだよ！　おめでとう、君の勝利だ！

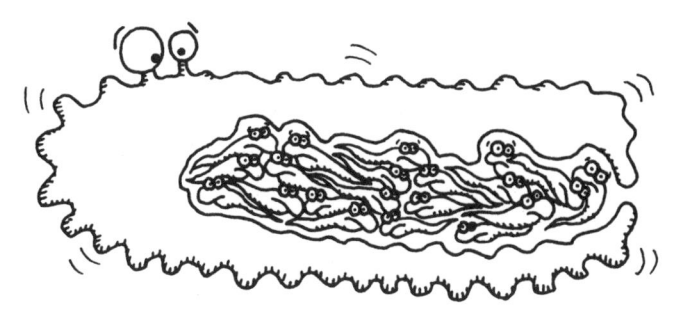

　白血球の犠牲をあまり多く出さずに細菌をすべて倒せたら、君の勝ち。数万の白血球の犠牲は仕方がない。けれど、その数が何十億にも及ぶようなら、君はまずいことになってしまう！　さて、そうこうしている間に、戦場には無惨な姿と化したバクテリアの残骸が取り残されていく。

信じられないくらい免疫力を上げるには

　1度かかってしまえば、もう2度とかかる心配のない病気もある。というのも、白血球の中には1度作った抗体の情報を蓄えていくものがいるから。君の体には、なんと180億という、信じられないくらいの数の抗体の種類が詳細に記憶されているんだ。

　でも、時には、免疫システムにも応援が必要。だから、痛〜い注射を受けなければならない。君の体に注入されるのは、なんと死んだ細菌なんだ。**ウゲェ〜！**

　こうして、君の体には実際の病気に立ち向かえるだけの抗体が作られるわけだ。ウゲゲェ〜！　この痛々しい一連の過程は、"予防接種"といわれている。次に、現代の予防接種が1796年にどのような発展を遂げたかを見てみよう。

細菌はどう猛なモンスター

これぞ予防接種

　聴衆の中には、退屈そうにあくびをする者もいれば、怒りをあらわに鼻息を荒立てる者もいた。そして、その中のひとりが息を潜めて囁いた。
「どうせ、あのジェンナーのヤツは、また牛痘の話をするに決まってるさ！」
　当時の医学界メンバーで、このシカ革のズボンに、黄色いボタン付きの青いコートを身にまとった、ずんぐりした人物の話になど、耳を傾ける者はほとんどいなかった。すべて過去に聞いたことのある話ばかり。しかし、それにもかかわらず、エドワード・ジェンナー博士は先を続けた。

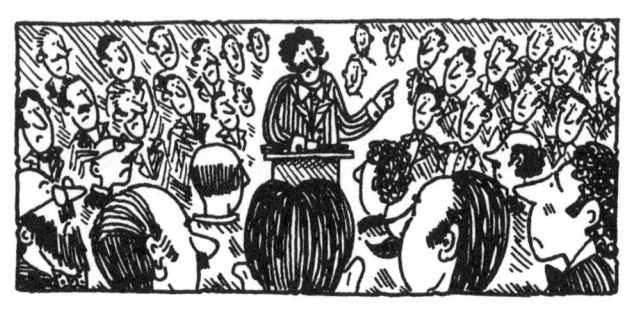

「天然痘は何百万という人々の貴い命を奪っているのです。発熱、そして、全身を覆う膿でいっぱいの発疹。運よく生き延びられた人々でさえ、一生その跡が残ってしまうのです。しかし、比較的重度の低い牛痘患者は、天然痘にかからずに済むのだと、私は考えております」
「じゃぁ、実験してみろ!?」と、誰かが叫んだ。
「そうだ。自分の体で試してみろ！」と、同調の叫び。
　ジェンナーは、そんなヤジをかき消すように叫び返した。
「しっ、しかし……。これは、田舎で暮らす多くの人々に信じられていることなのです！」
　聴衆はどっと笑い出した——彼らは、田舎で暮らす者のことなど眼中にはなかったのだ。

ジェンナーは席へと戻った——また、馬鹿にされてしまった……。そして、フッと、8歳の自分が医者に行った時のことを思い返した。恐かった内科の先生、それに、天然痘の犠牲者から採取された膿がしたたり落ちる、あの大きくておそろしい注射針。当時の予防接種といえば、生きた細菌を使う手法が代表的で、それは多大な危険をともなうものだった。この注射を受けると、軽い天然痘を引き起こし、どういうわけか本格的な天然痘にならずに済んだのだ。しかし、それは幼いジェンナーをひどい熱で苦しめ、瀕死の状態に追い込んだ。

　何か他にいい方法があるに違いない。ジェンナーは確信していた。というのも、牛痘ウイルスに感染した牛の乳を搾って牛痘になってしまった人々は、天然痘にかからずに済むのだから。それさえ、それさえ証明できたなら……。

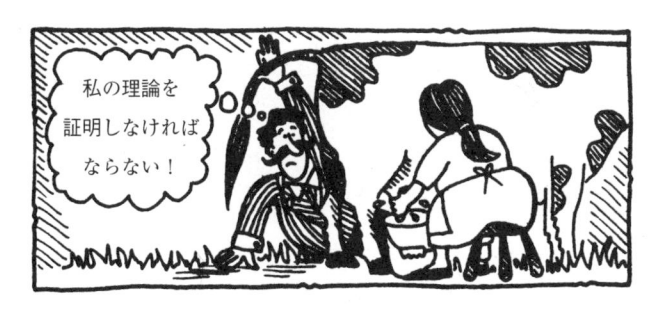

> 私の理論を証明しなければならない！

　ある日のこと、サラ・ネルメスという乳搾りの少女が、庭にある、ジェンナーが手術室として使っている小さな小屋を訪れた。その少女は重体だった。

　彼女は手をかきむしっており、ジェンナーが診察したところ、青みがかったボツボツができていた。
「サラ、君は牛痘にかかっているの？」
「うん」。乳搾りの少女は、うなずきながら顔を赤らめ、そして、続けた。「でも、天然痘にはならなくて済むもん」。
　ジェンナーは微笑みながら言った。「サラ、もし君さえよければ、ちょっとした実験をしてみたいんだけど……」。

ジェンナー博士は、サラの手から注射で少量の膿を採取し、そして……。これこそ、彼が20年以上も待ち望んでいた瞬間。彼は、その膿をジェームス・フィップスという8歳の少年に注入することを決断したのだ。その子供の恐怖におびえた目。その目を見たジェンナーは、自分が子供のころに抱いた、大きな注射を持った医者に対する、あの恐怖を思い出さずにはいられなかった。

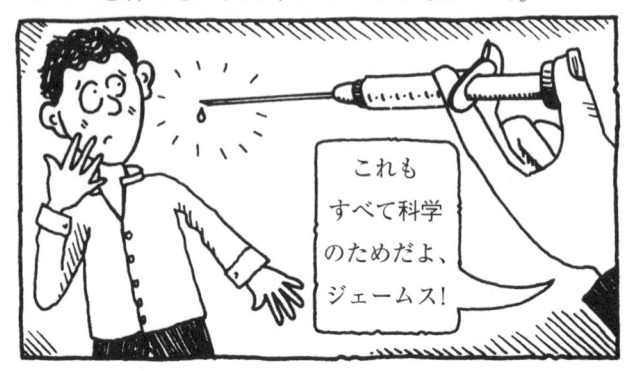

> これもすべて科学のためだよ、ジェームス！

　ジェンナーはまぶたを閉じ、歯を食いしばりながら、少年の腕に注射の跡をふたつ残した。ジェームスは、これから数日間、牛痘による苦痛に苛まれることだろう。しかし、これで十分なのだろうか？　死をもたらすかもしれない天然痘から身を守れるのだろうか？

　6週間が過ぎ、ジェンナーは吸い込んだ息を止めながら、哀れなジェームスの腕に再び注射をした——今回注入したのは、天然痘患者から採取した膿。ここからが本当の実験だ。2週間の小休止、そして……、どうなってしまうというのか？　おそらく少年は、手足が麻痺してしまうほどの背中の痛み、発熱、震え、そして、生命を奪うほどの殺人的な発疹に襲われてしまうだろう、もしジェンナーの説がまちがっていたとしたらの話だが……。その子供は死んでしまうかもしれない。そして、ジェンナーは、幼い患者を殺害した罪に問われ、死刑宣告を受けることになってしまうのだ！

　ところが、数週間が過ぎても、ジェームスは健康であり続けた。天然痘に対する免疫が備わったのである。ただそれでも、ひやかす

者は依然として絶えず、牛痘ウイルスの注射を受けた者は牛になる、などといった歌を歌ってジェンナーを馬鹿にした。

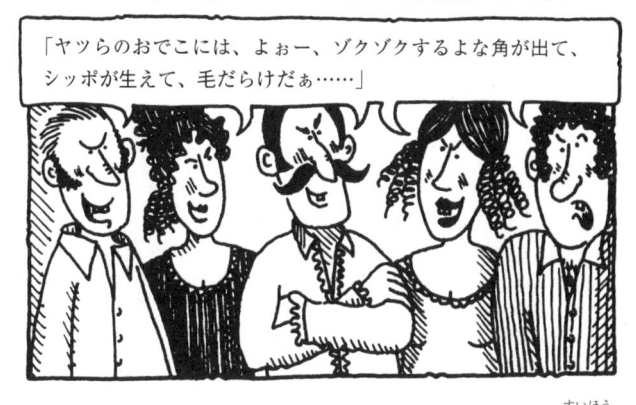

「ヤツらのおでこには、よぉー、ゾクゾクするよな角が出て、シッポが生えて、毛だらけだぁ……」

まもなくして、ジェンナー博士は、牛痘で膿だらけの水疱(すいほう)が奇麗にカラーで印刷された写真満載の本を世に出し、彼を馬鹿にした者たちへの仕返しを図った。それからというもの、ジェンナーはより多くの医者からの支持を獲得。やがて、裕福な人々から、その治療を求められるようになっていった。

"これぞ予防接種"——ジェンナーの、天然痘を未然に防ぐ治療方法が証明されたのだ。ジェンナー博士は、富と名誉を手中に収めた。しかし、その後も、彼にそれらの幸運をもたらしてくれた、恩人である、あの少年ジェームスのことを決して忘れはしなかった。さて、ここで問題。ジェンナーがジェームスに感謝の気持ちを表すために贈ったものがある。それは何だったのだろう？

(a)出入り口を花で飾った、ジェンナーの草ぶき小屋。
(b)純金製の注射針。
(c)1シリング（約5円）。

答え：(a)

天然痘の根絶

天然痘を引き起こすウイルスの生命力は思いのほかしぶとかっ

た。そのため、ヨーロッパおよび北米全域における国々では、予防接種政策がとられていった。この予防接種キャンペーンが世界中に広まり、1980年、WHO（世界保健機関）による歴史的な発表が行なわれることとなる……、
「天然痘は地球上から根絶されました」
　また、天然痘が根絶されるまでの間に、天然痘以外の病気に対するワクチンも多く発見されていった。1944年のイギリスでは、子供は全員、麻疹の予防接種を受けられるようになっていたんだ。痛ッ！

　でも、君が健康をどうにか維持できたとしても、体はずっと同じであり続けるわけではないんだ。体は絶えず変化し続ける。そう、たとえそれに痛みがともなったとしても……。まぁ、それもすべて成長のためだよ。

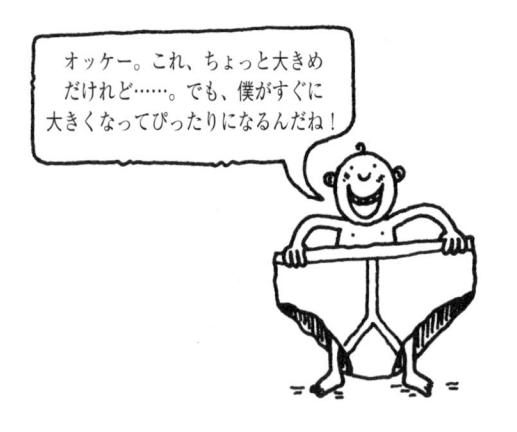

どんどん成長する君の体の秘密

　君は自分の体が好き？　気に入らないってこともあるかもしれないね——でも、体の方は君の心をとらえようと成長していく。成長は生まれる前から始まっていて、最初の20年間は大きくなり続けるんだ。ただ、成長というのは、君の両親にとってはちょっとした苦痛かな。常に新しい服や靴が必要になるんだからね。そうこうして、ようやく成長が止まったら……、今度は老化——更なる苦痛の始まりだ！

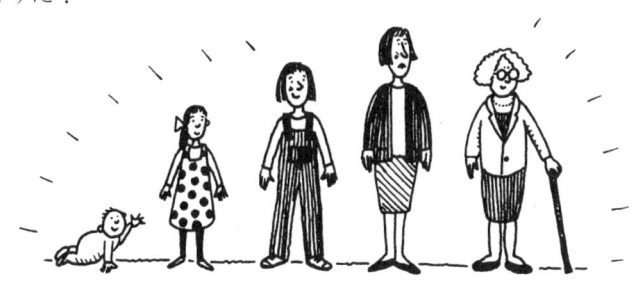

親戚による痛み

　成長にともなう痛みでいちばんひどいもののひとつに、親戚のくだらないひと言によって引き起こされるものがある。毎年、親戚のみんなが集まるような行事の際、おじさんやおばさんが家に押しかけてきて、君の頭のてっぺんからつま先までをなめ回すように眺めながら、「大きくなったんじゃない？」なんて叫んだりする。この時の最善の対処方法は、悲しげにこう言うことだ……。

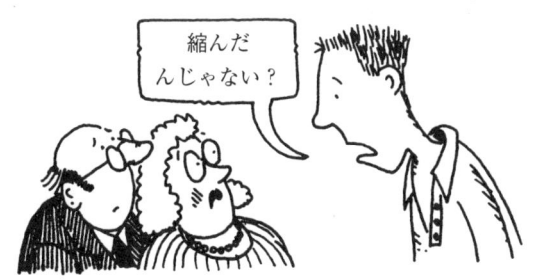

ちょっと待った——黙りを決め込んだ方が賢明。そうでないと、お小遣いをもらい損ねるかもしれないから……。さて、次に、成長に関して知っておくべきことを紹介しよう。

信じられない話

①成長のスピードはいつも同じとはかぎらない。生まれてから最初の2年間は急成長を遂げる。その後、10歳までは成長のスピードが安定し、10代になると再び早くなる。

②成長すると、体のプロポーションが変わる。たとえば、赤ん坊の頭は身長の25パーセントもの長さがあるが、大人の頭は12.5パーセントしかない。

③こうしたプロポーションの変化というのは、有り難いこと。この変化が起こらないと、大変だ。誰だってプロポーションがいいに越したことはないよね？

では、一体、なぜ人々は成長するのだろう？　この興味深い質問を誰か科学者に投げかけてみると、得られる答えはひとつではない——ふたつのはずだよ！

①すごく単純な答え。

②舌がこんがらがってしまうような科学の専門用語連発で、痛々しいほど複雑だけれど魅力的な答え。

さぁ、どっちを先に聞きたい？

人体は、染色体およびホルモンの変化によって成長が誘発され、拡大する、云々……。

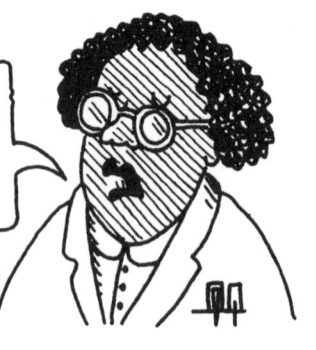

すごく単純な答え

成長のスピードは、食べ物によって影響を受ける。バランスのとれた食べ物を普通に食べていれば、インスタント食品ばかり食べている場合よりも、背が高くなる。健康状態も重要な要素。骨の病気の中には、適切に成長することを妨げてしまうものもあるんだ。

痛々しいほど複雑な答え……

成長のスピードは、脳で分泌されるホルモンによって調節されている。

ところで、その"ホルモン"って何だろう？ ちょっと大変そうだけれど、痛々しいほど複雑な答えを知る前に、次のことを理解しておかなければならないよ。

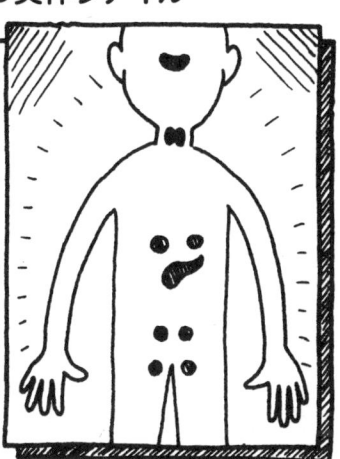

ゾクゾクするようなホルモンの実体ファイル

名称：ホルモン

位置：体の各部にある分泌腺で作られる。

プラス面：体を変化させる。たとえば、あるホルモンは10代の若者を成人のような外見に変えたりする。

マイナス面：ホルモンはゾクゾクするような問題を引き起こす（下記参照）。

驚きの特徴："コルチゾル"という副腎で分泌されるホルモンは、君の目を覚ます化学物質。目覚まし時計なんだ！

どんどん成長する君の体の秘密

それぞれの分泌腺の場所は……、

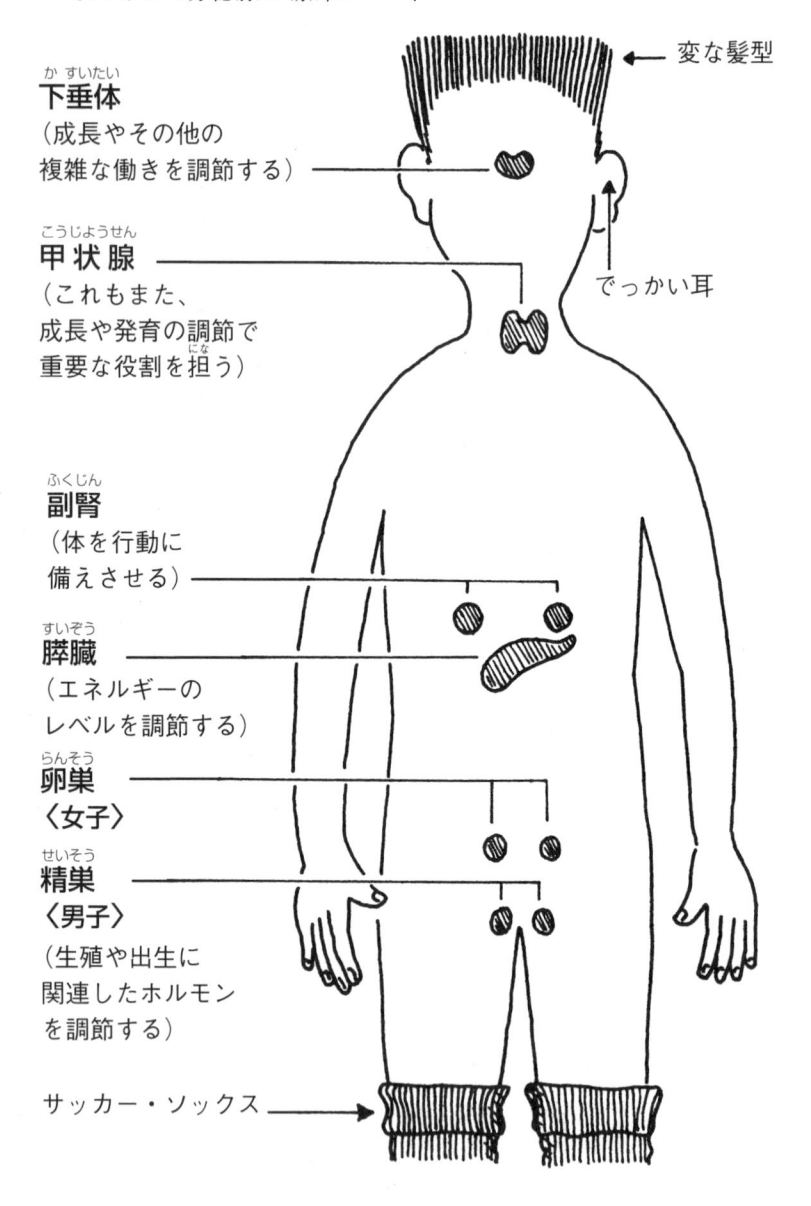

下垂体
（成長やその他の
複雑な働きを調節する）

← 変な髪型

甲状腺
（これもまた、
成長や発育の調節で
重要な役割を担う）

でっかい耳

副腎
（体を行動に
備えさせる）

膵臓
（エネルギーの
レベルを調節する）

卵巣
〈女子〉

精巣
〈男子〉
（生殖や出生に
関連したホルモン
を調節する）

サッカー・ソックス →

150

ゾクゾクするようなホルモンの問題点

　ここで、「一体、なぜ人々は成長するのだろう？」の質問に対する答えを紹介しよう。下垂体で分泌されているのは、体の成長を促すホルモン！　成長ホルモンは、細胞壁をすり抜けて核の中へと入っていき、そして、出会うんだ——遺伝子とね。それから、そのホルモンは遺伝子に命令して、細胞を成長・分裂させる。そうやって、君の体は成長するわけ。ところで、その"遺伝子"って何だろう？（ねっ、複雑な話でしょ!?）。

こんなこと、知らなかった！
　遺伝子は、46本の紐状をした"染色体"に存在していて、体を然るべき姿にする化学的暗号を含んでいる。この暗号には、すさまじいほど膨大な情報が詰め込まれている。細胞たったひとつでも、それに含まれる暗号を書き記すとなると、この本の文字のサイズで書いたとして、1万キロもの長さになってしまうほどなんだ。

染色体

生命が誕生する神秘

　君の親戚の人たちは君が去年よりずっと大きくなったと思うかもしれないね。でも、そんなの、君が生まれる前にどれほど成長したかを考えれば、何でもないよ。昔のことなんておぼえてないだって？　そうかもしれないね——では、その時、何が起こっていたのかを見てみよう。
　たいていの動物は子孫を残すために交尾をする（例外は、顕微鏡

どんどん成長する君の体の秘密

を使わなければ見られないほど小さな、ゼリーみたいな生物だけ。それらの生物はふたつに裂けてしまうんだ——かなり痛々しいよね)。そして、私たち人間も子供を作るために生殖行為をする。うーんと、こう想像してみて——哀れな両親が、君の弟や妹を作るために、ふたつに裂けなくてはならないって!

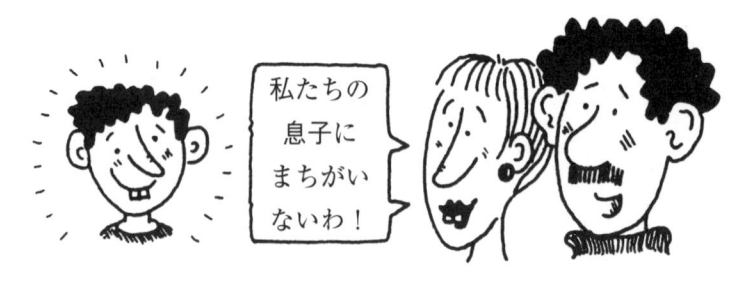

遺伝子を運んでいるのは"精子"と"卵子"という特別な細胞。男性の場合は精巣で精子細胞が、女性の場合は卵巣で卵子細胞がそれぞれ作られている(人間の卵子はニワトリのタマゴよりずっと小さい——顕微鏡がなくては見えないんだ!)。男性が1度に射精する、小さなオタマジャクシのような形をした精子の数は、なんと4億匹。でも、最終的に卵子に辿りついて赤ん坊を作れるのは、たいていの場合、その中のたった1匹だけなんだ。

小さなものが、ありとあらゆるものに変化する

受精した卵子はふたつの細胞へと分裂し、それから、4、8、16、32、64、128、256、512、1024、2048、4096、8192、1万6384、3万2768、6万5536……と分裂していく(どうしてもって言うなら、数え続けてみて!)。

結局、最初にふたつしかなかった細胞から、全身を構成する細胞ができあがる——筋肉、骨、歯、脳、肝臓、眼球、汗腺など、ありとあらゆるもの。

こうして細胞が分裂してそれぞれの機能へと分かれていく過程の末に、小さな受精卵がひとつの体へと変化していく。小さくて、神秘的で、真新しい人間へとね。

驚きの幼児期

　赤ん坊なんて何にもできないただの役立たず、なんて思ってる？ まぁ、たしかに大したことはできないよね。ただ、寝たり、ヨダレを垂らしたり、食べた物をもどしたり……、後はあまり口に出すべきではないようなことばかり。

　でも、赤ん坊はすごいんだ（彼らのパパやママに聞いてみてよ！）。それに、赤ん坊の時というのは、体にとって劇的な時期なんだよ。次の中で、ビックリ仰天すぎて本当ではないものはどれだろう？

　①誕生前の238日間で、赤ん坊の体重は500万倍にも増える（そんなに体重が増えるのが今じゃなくてよかったね！）。○か×か？

　②この時期、赤ん坊は、お母さんの子宮にある、塩を含んだプールで幸せそうに漂っている。そして、180度回転したり、爪で自分をかいたりさえしている。○か×か？

　③赤ん坊は、お母さんの"臍帯（へその緒）"という、おへそにつながっている管から栄養をとっている。○か×か？

　④赤ん坊には、生まれる前、全身が小さな毛で覆われる段階がある。○か×か？

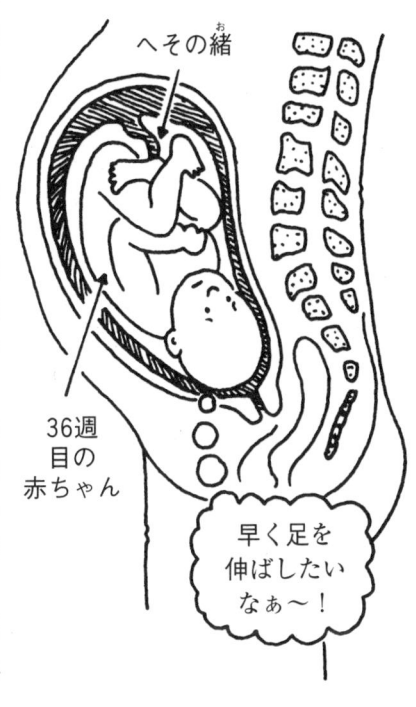

　⑤赤ん坊には、生まれ持ったリズム感覚がある。生まれる前でも、音楽に合わせて手足を動かす。○か×か？

　⑥生まれた時、赤ん坊は色の識別ができず、白黒にしか見えない。○か×か？

どんどん成長する君の体の秘密

⑦赤ん坊は、大人より味蕾の数が約9000も多く、味覚が鋭い。○か×か？

⑧赤ん坊は、顔をおぼえられる。○か×か？

⑨赤ん坊は、外国語で話しかけられると、それが外国語だとわかる。○か×か？

⑩赤ん坊は、大人より多く眠るが、見る夢は少ない。○か×か？

答え：①〜④ ○、⑤⑥ ×（でも、恥ずかしがるのは成長する より）、⑦〜⑨ ○、⑩ ×（赤ん坊は大人より多く夢を見る）。

　赤ん坊は、誕生後の最初の1年間で、6.3キロも体重が増える。また、2年以内に、歩いたり、話したりできるようになる。そして、5歳になれば、学校へ通うのに十分な成長を遂げている。ただ、それからは人生の下り坂……。

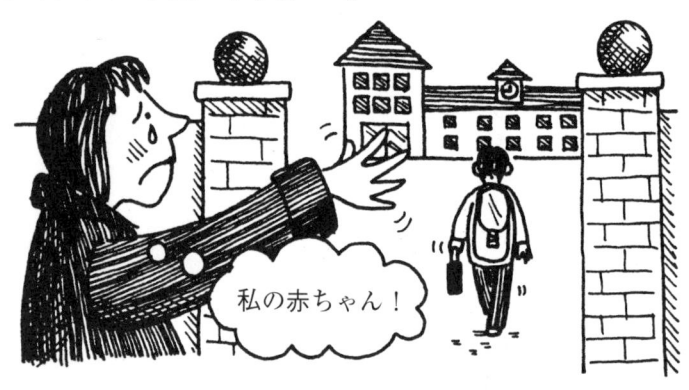

ゾクゾクするような老齢

　年齢とは、おかしなものである。大人は、歳をとればとるほど、実年齢を認めたがらない。

　君の先生は98歳くらいに見えるかもしれないね。そこで、君が大胆にも先生の年齢を聞いてみたとしても、先生はおそらく「今が青春、真っ盛りさぁ〜」とかなんとか言うに決まっているよ（うわぁ、すごい**カラ元気**⁉）。

それはともかく、次に老齢に現れる隠しきれない証拠を例示するから、先生を注意深く観察してごらん。

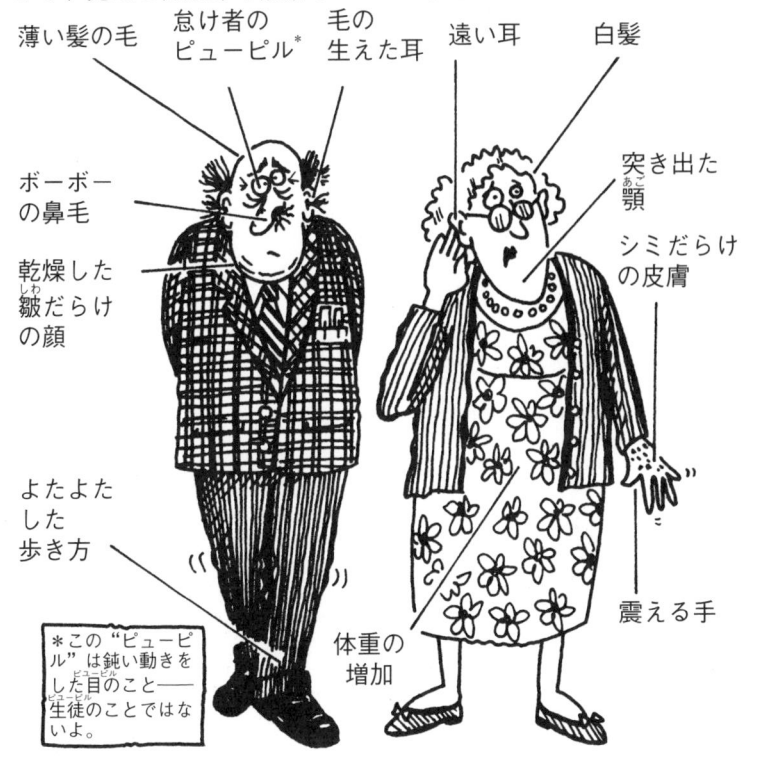

薄い髪の毛
怠け者のピューピル*
毛の生えた耳
遠い耳
白髪
ボーボーの鼻毛
乾燥した皺だらけの顔
突き出た顎
シミだらけの皮膚
よたよたした歩き方
震える手
体重の増加

*この"ピューピル"は鈍い動きをした目のこと——生徒のことではないよ。

驚きの老齢

でも、年老いた先生のことを使い古された過去の遺物だなんて考えないでね。おぼえておいて……。歳をとった人々（君の先生も含まれる）には、膨大な知恵や知識が身についているんだ。彼らは、まさに歩く知恵袋。それに、歴史上の多くの有名人だって、世界に素晴らしい貢献をしたのは、人生の後年なんだよ。

- チンギス・ハン（1162〜1227）はモンゴルの軍人で、60代のころに当時発見されていた世界のほとんどを征服した。
- ウイリアム・グラッドストーン（1809〜1898）は80代でイギリスの首相になった。

どんどん成長する君の体の秘密

- イギリスの小説家バーバラ・カートランド（1901～）は、たった1年で26冊もの本を執筆した。その時、彼女は82歳だった。
- アメリカ・ジョージア州のシャーリ・ミズリモフは1806年に生まれ、1937年にいちばん年下の子供をもうけた。その時、彼は131歳だった。年老いたシャーリの生命力はその後も旺盛で、1973年に167歳になった。

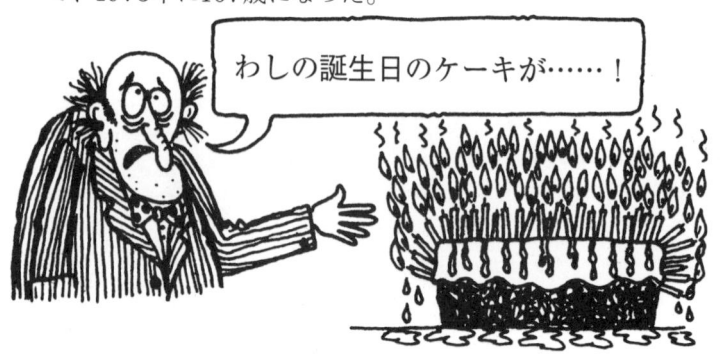

> わしの誕生日のケーキが……！

ゾクゾクするような真実

誰（nobody）も完璧ではない。そして、どんな体（no body）も完璧ではない。

誰だって歳をとるし、痛みをおぼえる。それに、気色悪い病気にかかることもある。時には、骨を折ってしまうことだってあるだろう。

科学者の中には、人間の体よりも優れたものを作り出せるのではないか、と考える者もいたんだ。新・改良型自家製人体や機械が人体にとって代わる日が来るのではないか、と。

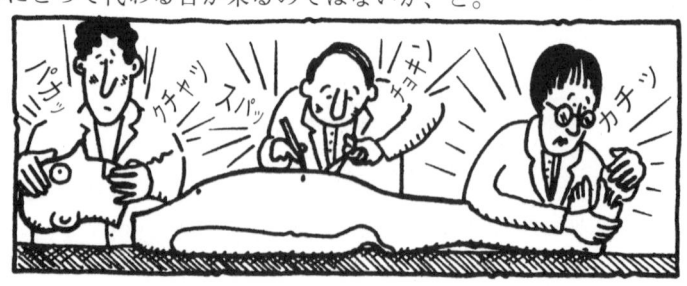

しかし、そんなことなど、果たして努力に値することなのだろうか？　結局、すべての試みは失敗に終わった。人体こそが、この世でいちばん魅力的で、驚異的な機械。それに、それはすべて君自身のもの！　他の機械では決してできないことができる、君の体。体は成長する。筋肉だって、たくさん使えば成長する。何千キロ歩いたって、足の裏は自然に皮が新しくなるし、歩きやすいように厚くもなる。決してすり減ったりなんかしない。

　君の体は101もの仕事をやってのける。そして、いちばん驚きなのが、それらの仕事を同時にやってしまえるってこと！

●自転車をこぎながら、食べたご飯を消化できる。

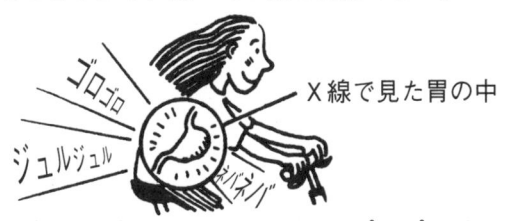

●ボールを蹴りながら、ワールド・カップでプレイしていると想像できる。

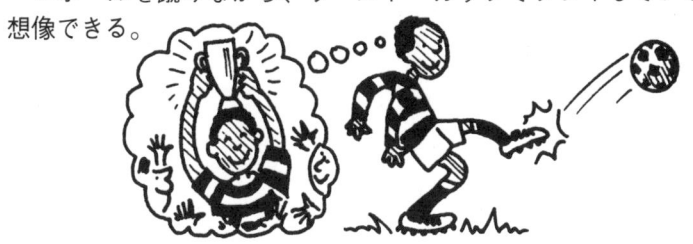

●音楽を聞きながら、宿題をして、スナックを食べられる。

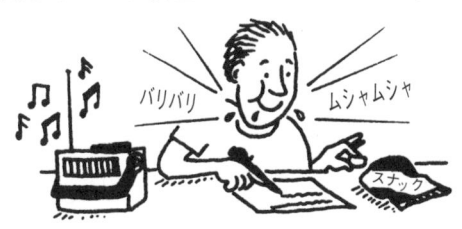

どんどん成長する君の体の秘密

体は気色悪い病気にかかって苦しむこともある。これは事実。でも、その後、ちゃんと自然治癒や自己再生をして回復する。君がすることといえば、体に適度な食べ物と運動を与えるだけ。体を労れば、体だってきっと喜んでくれるはずだ。

　もし、フランケンシュタイン博士の実験室に行って、人体のパーツや骨、それにボトルに入った血なんかを見たら、「ウゲェ〜！ゾクゾクするぅ〜！」なんて言ってしまうかもしれないね。

　でも、これも認めなければならないよ。体はただゾクゾクするだけのものではない。まさにゾクゾクするくらいのすぐれもの！

　体とは、君にとっての、ゾクゾクする科学に他ならないんだ！

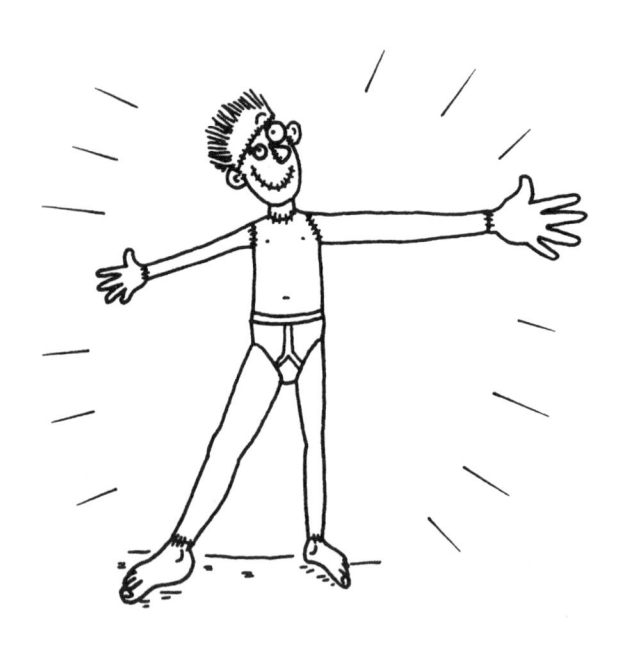

【訳者略歴】
坂巻広樹（さかまき　ひろき）
1971年、埼玉県生まれ。城西大学付属川越高等学校を経て、1992年にアメリカに留学。ニューヨーク州立大学オルバニー校にて、英米文学、哲学、心理学を学ぶ。1996年、同校卒業。
訳書に『ルネサンスの三大芸術家』（ＰＨＰエディターズ・グループ）がある。

ゾクゾクするほど、おもしろい科学
からだの秘密

2004年10月27日　第1版第1刷発行
2005年7月15日　第1版第2刷発行

文	ニック・アーノルド
絵	トニー・デ・ソーレス
訳	坂　巻　広　樹
発行者	江　口　克　彦
発行所	ＰＨＰ研究所

東京本部　〒102-8331　千代田区三番町3番地10
　　　　　文芸出版部　☎03-3239-6256（編集）
　　　　　普及一部　　☎03-3239-6233（販売）
京都本部　〒601-8411　京都市南区西九条北ノ内町11
PHP INTERFACE　http://www.php.co.jp/

制作協力 組　　版	ＰＨＰエディターズ・グループ
印刷所 製本所	凸版印刷株式会社

Ⓒ Hiroki Sakamaki 2004 Printed in Japan
落丁・乱丁本の場合は弊所制作管理部（☎03-3239-6226）へご連絡下さい。送料弊所負担にてお取り替えいたします。
ISBN4-569-63797-3

PHPの本

ゾクゾクするほど、おもしろい科学

ぶきみなムシ

ニック・アーノルド 文／坂巻広樹 訳

トニー・デ・ソーレス 絵

まったく新しいサイエンス本。やっかいで、どう猛で、気色悪いムシたちがゾロゾロ登場！　愛すべきムシたちの驚きの世界へようこそ！

定価一、一〇三円
（本体一、〇五〇円）
税五％